AF579537

# DES DIFFÉRENTES LÉSIONS SPONTANÉES DU POUMON

## QUI PEUVENT AMENER SUBITEMENT LA MORT.

# MÉMOIRE

SUR LES DIFFÉRENTES

# LÉSIONS SPONTANÉES DU POUMON

QUI PEUVENT AMENER SUBITEMENT LA MORT.

**PAR M. LEBÉRT,**

INTERNE A L'HOTEL-DIEU, MEMBRE TITULAIRE DE LA SOCIÉTÉ ANATOMIQUE.

« Ut si quidem omnibus aliis abstineat homo, neque cibum sumat, neque potum, possit tamen plures dies ducere. Si cui verò spiritus in corpus intercipiatur, vel exiguâ diei parte, pereundum sit. »
(Hippocrate, *Lib. de flat.* n° 6.)

PARIS

IMPRIM. ET FONDERIE DE FELIX LOCQUIN ET COMP.

RUE NOTRE-DAME-DES-VICTOIRES, 16.

1838.

# MÉMOIRES

SUR

# LES DIFFÉRENTES LÉSIONS SPONTANÉES

# DU POUMON

## QUI PEUVENT AMENER SUBITEMENT LA MORT.

---

Lorsqu'on réfléchit à la fréquence des morts subites, ainsi qu'aux résultats plus ou moins graves qu'elles entraînent quelquefois, on n'est pas moins étonné du peu de soin avec lequel la plupart des auteurs s'en sont occupés jusqu'à présent, que du grand nombre et de la variété des causes qui peuvent les produire. En effet, à part les travaux de Lancisi, de Dionis et de Morgagni, les anciens ne nous ont à peu près rien laissé sur ce sujet; et parmi les modernes, je ne vois en France que MM. Louis (1) et Ollivier (d'Angers) (2) qui aient entrepris quelques recherches spéciales et fort intéressantes, propres à éclairer la question des morts subites. N'est-il pas remarquable qu'un évènement de cette nature, dont nous sommes si souvent témoins, et qui présente d'ailleurs un si haut intérêt pour la science, soit presque entièrement négligé par les médecins?

---

(1) *Mémoires ou recherches anatomico-pathologiques sur diverses maladies*, Paris, 1826, in-8°.

(2) *Observations de mort subite causée par une lésion spontanée des poumons. In* Archives gén. de méd, année 1833, t. I, p. 288.—2ᵉ série.— *Considérations medico-legales sur les morts subites*, etc. — *In* Archives gén. de Méd., année 1838, t. I, p. 29. — 3ᵉ et nouvelle série.

Depuis que l'anatomie pathologique a pris faveur parmi nous, on se plaît en quelque sorte à lui demander la raison de phénomènes qui nous échappent, et qui resteront long-temps encore enveloppés d'obscurité, à cause des traces imperceptibles ou fugaces qu'ils laissent après eux. Il semble aussi qu'on s'applique à donner une grande importance à des lésions presque insignifiantes et même inappréciables, en présence de désordres beaucoup plus graves et surtout plus manifestes qu'on néglige, et qui, j'ose le dire, avec un peu plus d'attention de la part des observateurs, seraient de nature à satisfaire les esprits les plus prévenus. C'est ainsi, par exemple, qu'on a cherché plus d'une fois l'explication de la mort subite, tantôt dans une hyperémie légère, tantôt dans une modification organique *quelconque*, mais tout à fait inconnue, du cerveau, sans tenir compte de l'état des autres organes, et en particulier des poumons, devenus plus ou moins imperméables au sang. Je citerai plus bas quelques faits à l'appui de cette assertion.

La mort subite, ai-je dit, peut être produite par des causes nombreuses et variées; mais, parmi ces dernières, la plus fréquente, sans contredit, est celle qui résulte des diverses lésions spontanées du poumon. Bien entendu que je ne parle pas ici des affections pulmonaires, qui s'annoncent à l'extérieur par des symptômes dont la marche et la durée peuvent faire prévoir le terme fatal long-temps à l'avance. Il s'agit uniquement de ces désordres instantanés qui foudroient pour ainsi dire l'individu chez lequel ils se développent, et de ces lésions sourdes, cachées, qui se dérobent à toutes nos investigations, et demeurent ignorées des malades eux-mêmes jusqu'au moment où, la circulation pulmonaire se trouvant tout à coup interrompue, des accidents plus ou moins graves se manifestent et ne tardent pas à causer la mort. Il est aisé de voir, d'après ce qui précède, que je fais également abstraction de toutes les causes de mort subite dont l'action, extérieure au poumon, porte sur la trachée-artère ou les parois thoraciques, ainsi que des agents délétères, quels qu'ils soient, introduits dans les voies aériennes.

Si le poumon est l'organe qui devient le plus souvent le siège de lésions spontanées promptement mortelles, c'est sans doute à sa structure anatomique, à l'importance de ses fonctions ainsi qu'à ses relations intimes avec les organes voisins, et surtout avec le cœur, qu'il doit ce funeste privilège. Il n'est personne, en effet, qui ne sache que la respiration est un phénomène tellement indispensable à l'entretien des autres fonctions, que sans elle la vie ne saurait subsister un seul instant. C'est une remarque qu'Hippocrate avait déjà faite, et qu'il a consignée dans le passage de ses écrits que j'ai pris pour épigraphe de ce mémoire.

Le tissu éminemment spongieux et vasculaire des poumons, et l'action physiologique bien connue de ces organes, ne nous expliquent-ils pas suffisamment la facilité très grande avec laquelle ils se laissent pénétrer et remplir par les fluides circulatoires? Or, nous verrons qu'on ne saurait nier avec quelque apparence de raison l'influence assez souvent funeste de ces congestions pulmonaires, qu'elles soient formées par du sang, par de la sérosité ou même par de l'air.

Indépendamment des conditions organiques et fonctionnelles que je viens d'indiquer, il en est d'autres qui, bien qu'étrangères au poumon, n'en exercent pas moins une influence directe et très puissante sur cet organe. Je veux surtout parler de son voisinage avec le cœur, et de l'espèce de solidarité qui les unit. Les relations de ces organes, si bien démontrées et analysées par le génie de Bichat dans ses *Recherches physiologiques sur la vie et la mort*, sont tellement étroites, que l'action de l'un ne peut être interrompue ni même troublée d'une manière notable, sans que celle de l'autre en ressente aussitôt quelque atteinte, ou qu'il cesse entièrement d'agir. Par exemple, que les mouvements du cœur deviennent, par une cause quelconque, plus forts et fréquents qu'à l'ordinaire, le sang se portera nécessairement en plus grande quantité vers le poumon. Mais, d'un autre côté, la structure particulière de celui-ci, tout en favorisant le cours du fluide qui doit le traverser dans l'état naturel, en rendra dès lors la stase dans son tissu beaucoup plus facile. De là l'engorgement de tous les vaisseaux sanguins et toutes les conséquences qui peuvent en résulter. Pareil effet arriverait si le sang, au lieu d'affluer au poumon en plus grande quantité que de coutume, rencontrait quelque obstacle à son retour vers les cavités gauches du cœur ou dans l'aorte. Joignez à ces différentes causes d'embarras dans la circulation pulmonaire toutes celles dont l'action plus ou moins immédiate tend à l'augmenter ou même à la produire, telles que la distension de l'estomac, le développement extraordinaire de quelque tumeur dans le ventre ou dans la poitrine, etc., etc., et vous comprendrez alors pourquoi le poumon est aussi fréquemment le siège de congestions.

Eh bien ! qu'un individu qui se trouve dans de pareilles conditions fasse quelque effort violent, qu'il éprouve une impression morale vive (Obs. de M. Ollivier d'Angers, *loc. cit.*), ou qu'il passe brusquement d'un lieu froid dans un autre dont la température est beaucoup plus élevée, surtout après un repas un peu copieux, et ces circonstances pourront suffire à la production d'un engorgement pulmonaire, qui lui-même entraînera plus ou moins promptement la mort. Quoique celle-ci soit toujours, en définitive, le résultat d'une asphyxie, les lésions anatomiques qui la produisent peuvent être très différentes les unes des autres. Ainsi, tantôt le sang sera exhalé à la surface interne des cellules aériennes et des dernières ramifications bronchiques qui en seront obstruées, tantôt il s'arrêtera simplement dans le tissu du poumon, d'autres fois il s'accumulera dans l'épaisseur de cet organe, et fera même irruption jusque dans la cavité des plèvres, tantôt enfin il y sera fixé par un travail inflammatoire tout à fait latent.

Quoi qu'il en soit, on voit déjà, d'après ce qui précède, que, de quelque manière que le sang se comporte dans ce cas, la circulation pulmonaire devra se trouver tôt ou tard interrompue et la mort s'ensuivre immédiatement. Mais, je me hâte de le dire, ces altérations pathologiques ne font pas toujours périr tout à coup, pas plus qu'elles ne sont un effet constant des causes ci-dessus indiquées. Il arrive assez souvent que ceux qu'elles atteignent se trouvent placés dans les conditions les plus heureuses en apparence, ou qu'ils finissent par échapper au danger qui les menaçait. En général, leur gravité varie suivant l'étendue du désordre, la rapidité plus ou moins grande de son développement, et quelques autres circonstances que je ferai connaître un peu plus tard.

Il y a bien encore plusieurs autres lésions spontanées du poumon (l'œdème, l'emphysème, etc.), qui peuvent produire subitement la mort ; mais, comme elles sont dues ordinairement à des causes toutes spéciales, je ne crois pas devoir m'y arrêter ici, me réservant d'étudier ces dernières lorsque j'examinerai chacune des lésions en particulier.

Sans m'astreindre à un ordre rigoureux que ne comporte peut-être pas mon sujet, j'ai cru néanmoins qu'il serait bon de conserver autant que possible l'espèce d'affinité ou de succession qu'on remarque entre des désordres organiques, dont plusieurs ne paraissent être que des degrés différents d'une même affection. C'est pourquoi je m'occuperai d'abord de toutes les congestions sanguines, parmi lesquelles je distinguerai : 1° la congestion avec exhalation sanguine à la surface interne des ramifications bronchiques sans engouement notable du poumon ; 2° la congestion simple ou l'engouement, qui peut survenir lentement ou tout à coup ; 3° la congestion avec déchirure du tissu pulmonaire (apoplexie), à laquelle je rattacherai les exemples de mort subite par rupture d'un vaisseau sanguin dans l'intérieur d'une caverne tuberculeuse ; 4° la congestion inflammatoire aiguë ou chronique. J'étudierai ensuite l'œdème, puis l'emphysème pulmonaire, uniquement sous le point de vue qui nous occupe. Enfin, je terminerai par l'examen de cette question : La mort subite peut-elle être le résultat d'une simple affection nerveuse du poumon ?

## ARTICLE 1er. CONGESTIONS SANGUINES.

### § I. *Mort subite par exhalation sanguine à la surface interne des ramifications bronchiques sans engouement notable du poumon.*

Parmi les lésions spontanées du poumon qui peuvent amener subitement la mort, la première qui s'offre à nous consiste dans une exhalation de sang à la surface interne des ramifications bronchiques et des cellules aériennes, sans engouement notable du tissu pulmonaire. Toutefois, celui-ci présente plusieurs caractères particuliers qu'il est important de connaître, parce qu'ils différencient cette affection de toutes celles du même genre.

A l'ouverture de la poitrine, les poumons s'affaissent comme dans l'état naturel. Ils sont mous, spongieux, crépitants, et ne se laissent pas pénétrer par les doigts. Leur surface n'offre rien de remarquable, si ce n'est une couleur brune rougeâtre en bas et en arrière, due à l'engouement hypostatique, engouement qui survient constamment après la mort, et qui paraît d'ailleurs peu prononcé dans le cas dont je parle. Lorsqu'on les incise, il ne s'en écoule pas de sang. Leur aspect intérieur ne s'éloigne de l'état normal que par une coloration rouge vermeille, ordinairement bornée à un seul lobe, mais s'étendant quelquefois à tout un poumon, ou même davantage. En râclant avec un scalpel la surface de l'incision, on en exprime une espèce de bouillie claire, que je ne puis mieux comparer, pour la couleur et la consistance, qu'au résidu produit par le frottement de deux briques mouillées l'une contre l'autre. Cependant, on ne parvient pas, au moyen de lavages répétés, à débarrasser entièrement le poumon du sang qui le colore et semble en quelque sorte combiné avec son parenchyme. Dans tous les points correspondants à cette altération, les bronches sont remplies du même liquide rouge et écumeux. On en trouve également quelquefois dans les canaux voisins, et même dans la plus grande partie de l'arbre bronchique. La membrane muqueuse est imprégnée de sang et teinte dans toute son épaisseur. Elle est ordinairement un peu ramollie.

Tel est en général l'état du poumon chez les personnes en bonne santé qui succombent rapidement à une hémoptysie abondante; mais le plus souvent il arrive que ce genre de mort frappe des individus phthisiques, et alors, indépendamment des lésions que je viens de décrire, on trouve encore dans le tissu pulmonaire des tubercules à divers degrés de développement. C'est aussi dans ce cas surtout que le cœur présente une augmentation de volume plus ou moins considérable. Quant à l'état des autres organes, ils n'offrent rien d'assez grave et d'assez constant pour mériter une attention particulière; d'ailleurs, les observations suivantes, en venant à l'appui de mon opinion sur la funeste influence des simples exhalations sanguines qui s'opèrent à la surface interne des bronches, combleront en partie cette lacune que je laisse à dessein dans la description des altérations pathologiques.

Dans un temps où mon attention n'était pas encore fixée sur ce sujet, je fus témoin d'un cas de mort subite qui me frappa singulièrement d'abord, mais que je n'eus pas besoin de recueillir avec tous ses détails. Néanmoins, je me rappelle encore fort bien aujourd'hui qu'il était du nombre de ceux dont je m'occupe ici, et je vais en rapporter les principales circonstances dont j'ai conservé un souvenir exact. Ce fait s'est passé au Val-de-Grace, dans le service de M. Casimir Broussais, dont je suivais alors la visite.

Obs. Ire. Il s'agissait d'un jeune militaire dans toute la force de l'âge, et parfaitement rétabli d'une fièvre intermittente et de courte durée. Cet homme était sur le point de quitter l'hôpital, lorsque, après un repas un peu plus copieux qu'à l'ordinaire, il fut pris tout à coup d'une hémoptysie foudroyante qui l'emporta dans un très court espace de temps. Étonné d'une mort aussi prompte, chacun formait sur sa cause des conjectures qui furent toutes renversées par l'examen du cadavre. En effet, on ne trouva pour l'expliquer qu'une belle coloration rouge de la presque totalité d'un poumon, sans engouement proprement dit. Les bronches correspondantes étaient remplies d'un sang vermeil et spumeux. Le poumon du côté opposé n'offrait rien de semblable, il était parfaitement sain ; et l'examen le plus attentif ne fit découvrir dans l'un comme dans l'autre aucune trace de tubercules. Le cœur paraissait être à l'état normal. L'estomac était distendu par une grande quantité d'aliments mêlés à du vin. Le foie et la rate avaient leur volume naturel. État sain des autres organes de l'abdomen et de l'encéphale.

Certes, en considérant la constitution vigoureuse de cet individu, qui était à la vérité convalescent d'une maladie légère, mais dont la santé paraissait alors excellente, on était loin de s'attendre à le voir périr si rapidement. Quelle avait donc été la cause d'une mort aussi soudaine qu'imprévue ? Sans doute on ne pouvait l'attribuer qu'à l'asphyxie dépendant de l'obstruction des bronches par le sang ; mais, à part la rougeur ci-dessus indiquée, le poumon paraissait tout à fait sain. Il n'y avait ni déchirure de son parenchyme, ni rupture de quelque vaisseau sanguin à l'intérieur des bronches ou de la trachée-artère. L'exhalation sanguine s'était donc opérée à la surface interne des cellules aériennes et des dernières ramifications bronchiques.

Maintenant, quelle cause a produit une pareille hémorrhagie ? Ne pourrait-on pas l'attribuer à la réplétion subite de l'estomac par une grande quantité d'aliments et de boissons ? Dans cette circonstance, en effet, le refoulement du diaphragme vers la poitrine s'oppose à la libre expansion du tissu pulmonaire, en même temps que le cœur, excité sympathiquement par la présence des aliments et des liqueurs alcooliques dans l'estomac, accélère ses mouvements qui acquièrent aussi plus d'intensité. De cette double cause ne résulte-t-il pas nécessairement un afflux plus considérable de sang vers le poumon, qui, par la raison que je viens d'indiquer, ne peut pas alors en recevoir autant que d'habitude ? Ce fluide vient de la sorte sourdre à la surface interne des ramifications bronchiques, comme dans le cas actuel, ou bien il s'infiltre dans le tissu pulmonaire qu'il parvient même à rompre quelquefois, comme nous le verrons plus bas. Tel est, à mon avis, le mécanisme fort simple suivant lequel s'opèrent la plupart des hémorrhagies du poumon. La cause occasionnelle peut être différente, il est vrai, mais le mode de production est à peu près toujours le même.

Le fait qui précède est le seul que j'aie eu l'occasion d'observer, et dans lequel le poumon n'offrait pas d'autre altération que celle qui forme le caractère propre à cette espèce de mort subite. Les exemples en sont, à ce qu'il paraît, fort rares, du moins je n'en ai pas trouvé de semblables dans les auteurs. Serait-ce à un cas de ce genre que M. Andral aurait voulu faire allusion dans le passage suivant de sa *Clinique médicale* : « Chez un certain nombre d'individus morts pendant la durée d'abondantes hémoptysies, nous n'avons pu, dit l'auteur, assigner d'autre source au sang expectoré que la membrane muqueuse (des bronches); il y avait d'ailleurs en même temps des tubercules (dans le poumon) à divers degrés de développement. *Une fois seulement nous n'en trouvâmes aucun ;* le parenchyme pulmonaire était parfaitement sain, et l'exhalation sanguine opérée à la surface des bronches parut être la seule cause de la mort (t. II$^{e}$, p. 154). » Cette dernière phrase paraît, en effet, se rapporter au sujet qui nous occupe ; toutefois, comme il est dit que le parenchyme était parfaitement sain, on pourrait conserver quelque doute à cet égard. Mais ne serait-il pas permis de supposer que M. Andral n'ait pas mentionné la coloration rouge du poumon, qui pouvait être très bornée dans ce cas, parce qu'il ne l'aura considérée que comme une circonstance tout à fait accessoire. Quoi qu'il en soit, le fait par lui-même n'en est pas moins intéressant pour nous, et rentre toujours dans la catégorie des lésions spontanées du poumon qui peuvent amener subitement la mort.

On sait aujourd'hui, et ce fait est indiqué dans tous les ouvrages qui traitent de la phthisie, que l'hémorrhagie pulmonaire est très souvent, sinon le signe pathognomonique, du moins un indice presque certain de la présence des tubercules dans le poumon. Mais la remarque sur laquelle les auteurs ne me paraissent pas avoir suffisamment insisté, c'est que cette hémorrhagie peut devenir promptement mortelle sans laisser d'autres traces que celles que j'ai décrites. En voici un exemple des plus remarquables que j'ai recueilli dans le courant de l'année 1836.

Obs. IIe. Bacheman, âgé de 17 ans, d'une constitution frêle et délicate, était entré dans le service de M. Lugol, à l'hôpital Saint-Louis, pour un engorgement lymphatique des ganglions cervicaux. Soumis depuis quelque temps au traitement par l'iode, non seulement il n'en éprouvait aucun effet fâcheux, mais encore les tumeurs du cou commençaient à diminuer de volume. Quoiqu'il toussât habituellement, il n'avait jamais craché de sang, et son état général paraissait assez bon pour éloigner l'idée d'une fin prochaine. Dans la soirée du 5 mai, ce jeune homme, après avoir dîné comme à l'ordinaire, avala, me dit-on, plus d'un litre de vin qu'il s'était procuré secrètement. Aussitôt il fut pris d'un violent accès de suffocation, et d'une hémoptysie très abondante qui le fit périr dans l'espace de quelques minutes. Témoin de cet accident, je le vis rendre par la bouche et par le nez des flots de sang vermeil et écumeux.

*Examen du cadavre.* Des deux côtés, les feuillets de la plèvre étaient unis dans une grande partie de leur étendue par des brides celluleuses assez serrées. Un liquide semblable à celui que le malade avait rendu par la bouche en dernier lieu remplissait la trachée-artère et les bronches, principalement celles qui correspondaient au lobe inférieur des poumons. C'était, en effet, dans ces lobes que l'on découvrait le point de départ de l'hémorrhagie. Leur substance molle, spongieuse, élastique, était peut-être un peu moins crépitante que dans l'état naturel. Elle ne fournissait pas de sang à l'incision, et les surfaces divisées présentaient une belle coloration qui consistait en marbrures noires tirant sur le rouge, et se dessinant par petites plaques, par points et par lignes tortueuses sur un fond rouge carmin du plus vif éclat. On ne pouvait en exprimer, soit par la pression, soit en les râclant avec le scalpel, qu'une espèce de bouillie rouge brique. Il était impossible, au moyen de lavages répétés, de débarrasser entièrement le poumon du sang qu'il contenait.

Ce liquide paraissait être combiné avec le tissu pulmonaire. A la base et en avant du lobe inférieur droit, on remarquait un point très limité d'hépatisation grise, au milieu de laquelle étaient disséminées plusieurs granulations tuberculeuses. Il y avait aussi des tubercules miliaires réunis en groupe au sommet de chaque poumon, qui n'offrait d'ailleurs aucune autre altération. Le cœur, presque vide de sang, était sain. L'aorte était évidemment comprimée à son passage au milieu des ganglions hypertrophiés et tuberculeux des bronches et du mésentère.

On trouva l'estomac très distendu par un liquide rougeâtre ayant l'odeur du vin et mêlé d'aliments. L'orifice pylorique offrait un rétrécissement notable, qui ne pouvait être attribué qu'à la compression exercée par une masse tuberculeuse environnante. La membrane muqueuse était presque partout rosée, excepté vers le grand cul de sac de l'estomac, où elle avait une couleur lie de vin et un peu moins de consistance qu'à l'ordinaire. Rien dans les autres portions du canal digestif. — État parfaitement sain des méninges et du cerveau.

Ce cas, analogue au précédent sous le rapport de la cause occasionnelle qui paraît avoir déterminé l'hémorrhagie, en diffère pourtant à certains égards. Ainsi, des tubercules existaient dans le poumon, et le calibre de l'aorte était rétréci par la compression qu'exerçaient sur ce vaisseau plusieurs masses tuberculeuses. Cette altération devait nécessairement apporter quelque obstacle à la circulation, et, par suite, s'ajouter à la réplétion de l'estomac pour produire le mouvement fluxionnaire qui s'est opéré sur le poumon. Je ferai remarquer à ce sujet que le noyau d'hépatisation grise qui se trouvait à la base du lobe inférieur droit était très circonscrit, et qu'il n'existait pas dans cet organe d'autres tubercules que les deux petites masses que j'ai dit être situées à son sommet. D'un autre côté, nous avons vu que la presque totalité des deux lobes inférieurs avait été le point de départ de l'hémorrhagie; or, il me semble que celle-ci, dans ce cas au moins, ne saurait être raisonnablement attribuée à l'ulcération des vaisseaux sanguins, comme on a supposé dernièrement que cela pouvait avoir lieu quelquefois chez les phthisiques (*Dict. de méd.*, 2ᵉ édit., t. XV, art. *Hémoptysie*). Je crois plutôt qu'elle était due à un afflux de sang plus considérable qu'à l'ordinaire vers le poumon, afflux provoqué par l'ingestion dans l'estomac d'une grande quantité de vin et d'aliments, et augmenté par l'obstacle tout mécanique au cours de ce liquide dans l'aorte.

Je ne prétends pas sans doute que les choses se passent toujours ainsi chez les sujets tuberculeux; mais tout me porte à croire que, dans les cas où l'on ne peut constater sur le cadavre la rupture de quelque vaisseau sanguin capable de fournir une pareille hémorrhagie, la mort est le résultat de causes analogues à celles indiquées précédemment. Mais, me dirat-on, pourquoi les hémoptysies sont-elles presque exclusivement propres aux phthisiques? Je répondrai d'abord qu'il n'est pas aussi rare qu'on le pense généralement de voir ces espèces d'hémorrhagies apparaître, et se renouveler quelquefois pendant un grand nombre d'années chez des individus qui n'ont jamais été tuberculeux. Ensuite, comment ne pas tenir compte chez les autres, d'une foule de conditions particulières, telles que la constitution générale, l'état souvent hypertrophique du cœur, les fréquents excès auxquels plusieurs se livrent, la présence même des tubercules dans le poumon, etc., toutes choses qui tendent à augmenter la force et la vitesse des mouvements du cœur, et s'opposent plus ou moins à la libre circulation du sang?

Cette opinion n'est d'ailleurs, je l'avoue, qu'une hypothèse; mais elle me paraît tellement plausible que je n'ai pas craint de la soumettre au jugement du lecteur. Sans entrer dans plus de détails à cet égard, bornons-nous seulement à constater ici ce fait, savoir : que la mort subite peut être le résultat d'une simple hémoptysie, sans engouement notable ni déchirure du poumon, et qu'il y ait ou non des tubercules dans cet organe.

## § II. *Mort subite par un engorgement sanguin du poumon.*

Nous avons vu tout à l'heure la mort arriver subitement à la suite d'une obstruction des bronches produite par du sang exhalé dans leur intérieur; maintenant nous allons voir qu'elle peut être occasionnée par la stase de ce liquide dans le tissu même du poumon. Cette espèce de mort est une des plus fréquentes qu'on ait occasion d'observer, et celle qui se manifeste dans les circonstances les plus variées. Signalée par Lancisi, Dionis, Morgagni et quelques autres auteurs anciens, sa cause est de nos jours sinon entièrement méconnue, du moins fort mal appréciée la plupart du temps. En effet, les uns ne considèrent la lésion du poumon dans ce cas que comme un effet purement cadavérique; pour les autres elle n'est qu'un phénomène accessoire qui vient seulement s'ajouter à la véritable cause de mort. Enfin, il est arrivé plus d'une fois qu'on n'a pas même tenu compte de l'état de cet organe devenu tout à fait imperméable au sang, tandis qu'on attribuait la mort à un trouble de *l'innervation*, à une légère hyperémie cérébrale. Il me semble pourtant qu'il ne devrait alors y avoir aucun doute sur la cause réelle de la mort. Car, dès que l'engorgement pulmonaire est assez considérable pour arrêter la circulation, la respiration ne pouvant plus avoir lieu, la vie doit nécessairement s'éteindre. C'est, au reste, ce que prouveront sans réplique les faits nombreux que je rapporterai plus bas.

Il existe une différence très grande dans la manière dont s'opère l'engorgement sanguin du poumon. Tantôt il a lieu brusquement, et ne tarde pas à faire périr l'individu qui le frappe. C'est le *coup de sang* des auteurs. Tantôt, au contraire, il se fait lentement et par degrés, et ne détermine la mort subite qu'après un temps plus ou moins long, sans que pour cela son existence ait été révélée par aucun symptôme.

Dans le premier cas, le poumon, fortement engorgé dans une étendue variable, mais toujours très grande, laisse ruisseler de la surface des incisions qu'on y pratique beaucoup de sang noir, liquide et spumeux. Il est partout encore un peu crépitant, et conserve d'ailleurs sa texture et sa consistance ordinaires. On parvient facilement à le débarrasser en grande partie par la pression du sang qui l'engorge ; les bronches sont libres et à l'état naturel.

Dans le second cas, c'est à dire lorsque la congestion s'est opérée lentement, l'aspect du poumon est tout autre. Cet organe, pénétré peu à peu par le sang, prend une couleur rouge noirâtre et quelquefois tout à fait noire ; il devient lisse, pesant, homogène, friable comme celui de la rate, avec lequel il offre une ressemblance plus ou moins frappante. Il fournit très peu de sang ou même pas du tout à l'incision. Les portions splénisées sont quelquefois ramollies en totalité ou en partie, et converties en une sorte de bouillie noirâtre que l'on serait tenté de prendre pour un effet de la putréfaction. Dans quelques cas, elles sont mélangées de noyaux d'hépatisation inflammatoire que l'on reconnaît à leur couleur rouge ou jaunâtre, et qui tranche sur le fond noir de la masse. Cette altération est toujours plus prononcée vers la base et en arrière de l'organe, tandis qu'elle est ordinairement à peu près uniforme dans le cas précédent. Quant aux circonstances au milieu desquelles se manifestent ces deux états du poumon, elles sont également très différentes les unes des autres.

### 1° *Congestion brusque.*

Elle survient principalement chez les hommes doués d'une constitution vigoureuse, et qui sont encore dans la force de l'âge. En général, elle est déterminée par toutes les causes qui produisent la pléthore sanguine, et en particulier par l'abus des spiritueux, des exercices portés à l'excès et surtout ceux des organes de la voix et de la respiration, la suppression d'une hémorrhagie habituelle, le passage brusque d'un lieu froid dans un lieu très chaud, surtout après un repas un peu trop copieux. Il est à remarquer d'ailleurs que la plupart des individus qui succombent à ce genre de mort subite ont le cœur plus volumineux qu'à l'ordinaire. Sous ce rapport, les deux observations suivantes empruntées à Dionis (*Dissertation sur la mort subite*, 2e édit. Paris, 1718) méritent surtout de fixer notre attention.

Obs. IIIe. « Le 3 novembre 1703, le sieur Besnier, chef du gobelet du roi, tomba mort en servant Mgr. le duc de Bourgogne à son dîner. Une mort si prompte étonna tout le monde. Pour en découvrir la cause, je fis le lendemain l'ouverture du corps, en présence de M. Boudelet, médecin ordinaire du roi, et premier médecin de Mme la duchesse de Bourgogne, et de M. Duchesne, premier médecin de Mgr. le duc de Bourgogne.

» Je trouvai la capacité de la poitrine moins spacieuse qu'elle ne doit être, tant par sa conformation naturelle, que par le diaphragme qui remontait très haut et qui pressait les poumons dont la substance était d'une couleur brune tirant sur le noir, et embarrassée d'un sang grossier qui en remplissait toutes les petites cavités, de manière que les poumons qui devaient être spongieux étaient parenchymateux, leur substance étant assez semblable à celle de la rate. Le cœur était gros; j'en ouvris les ventricules où je trouvai des corps étrangers: il y avait beaucoup de sang dans le droit, et il n'y en avait pas une goutte dans le gauche: le reste des parties, tant de la tête que du bas-ventre, était parfaitement bien conformé, et tel qu'il doit être pour que l'homme vive long-temps. Il faut remarquer que M. Besnier se plaignait souvent d'une oppression de poitrine qui l'empêchait de temps en temps de respirer librement, et il était quelquefois obligé de s'arrêter, ou en marchant ou en parlant: il y avait quelques médecins qui le croyaient asthmatique. »

D'après la description qu'on vient de lire, il semblerait que cet homme aurait succombé tout à coup à une congestion lente du poumon. L'état anatomique de cet organe offre du moins plus d'analogie avec ce qu'on observe généralement dans cette affection, qu'avec les caractères qu'on assigne à la congestion brusque. Il serait possible en effet que la gêne habituelle de la respiration, dans ce cas, dépendait en partie d'une stase du sang dans le tissu pulmonaire, d'autant plus qu'il existait en même temps un anévrysme du cœur. Cependant je persiste à croire que la mort subite et tout à fait imprévue de ce malade fut au moins le résultat d'une nouvelle et très forte congestion pulmonaire. A l'appui de cette opinion, je rappellerai seulement un fait du même genre publié récemment par M. Ollivier (d'Angers) (*Archives gén. de méd.*, numéro de janv. 1838), et dans lequel les poumons offraient à peu près le même aspect que chez le sujet de l'observation de Dionis, quoique tous les autres organes fussent parfaitement sains, et que l'individu eût auparavant toutes les apparences d'une santé habituellement très bonne.

Au reste, voici comment Dionis explique le passage brusque de la vie à la mort dans le cas qui précède : « J'attribue, dit-il, la cause de cette mort subite à un manquement de circulation du sang, laquelle ayant été interceptée, a fait tomber la machine tout d'un coup. Le sang, à la vérité, était porté de la veine-cave dans le ventricule droit du cœur, et de là poussé dans l'artère des poumons; mais l'embarras était dans leur substance plus solide qu'elle ne devait être, et ne permettait pas au sang d'entrer dans les rameaux de la veine des poumons pour être porté dans le ventricule gauche : c'est pourquoi je n'y en ai point trouvé. Ce ventricule n'en fournissant point aux artères, le mouvement circulatoire qui nous fait vivre n'a pu se continuer, et ainsi il ne faut pas s'étonner qu'il soit mort si promptement, puisque aussitôt que le sang cesse de se mouvoir, aussitôt l'animal cesse de vivre. »

Ces réflexions de Dionis sont parfaitement justes, et me dispensent d'insister longuement sur ce fait. Je me bornerai donc à faire observer que la conformation vicieuse de la poitrine et l'hypertrophie du cœur me paraissent avoir été ici les causes organiques ou prédisposantes de la congestion pulmonaire, déterminée peut-être elle-même par une de ces émotions vives si fréquentes chez les individus attachés à la fortune des grands.

Obs. IVᵉ. Le 16 juillet 1691, M. le marquis de Louvois, après avoir dîné chez lui et en bonne compagnie, alla au conseil. En lisant une lettre au roi, il fut obligé d'en cesser la lecture parce qu'il se sentait fort oppressé; il voulut en reprendre la lecture, mais, ne pouvant pas la continuer, il sortit du cabinet du roi. Une saignée du bras lui fut pratiquée, ce qui ne l'empêcha pas de mourir au bout d'un quart d'heure. Le lendemain j'en fis l'ouverture en présence de MM. Daguin, Fagon, Duchesne et Féron.

Le cerveau était dans son état naturel et très bien disposé; l'estomac était plein de tout ce qu'il avait mangé à son dîner : il y avait plusieurs petites pierres dans la vésicule du fiel; les poumons étaient gonflés et pleins de sang; le cœur était gros, flétri, mollasse et semblable à du linge mouillé, n'ayant pas une goutte de sang dans ses ventricules.

« Le jugement certain qu'on peut faire de la cause de cette mort, ajoute Dionis qui rapporte encore cette observation (*loc. cit.*), est l'interception de la circulation du sang; les poumons en étaient pleins, parce qu'il y était retenu, et il n'y en avait point dans le cœur, parce qu'il n'y en pouvait point entrer; il fallait donc que ses mouvements cessassent, ne recevant point de sang pour les continuer; c'est ce qui s'est fait aussi, et ce qui a causé une mort si subite. »

Mais, ce que l'auteur ne dit pas, c'est que, indépendamment de l'hypertrophie du cœur, la distension de l'estomac, en agissant sur la circulation pulmonaire d'après le mécanisme que j'ai indiqué plus haut, doit sans doute avoir été la cause occasionnelle de la mort; car ici, comme dans le cas précédent, il me semble que l'état des cavités du cœur ne peut faire supposer qu'elle ait été le résultat d'une syncope. L'observation suivante qu'on trouve dans Morgagni (Lett. 19ᵉ, sect. 51ᵉ) est un exemple remarquable de mort subite par engouement du poumon, que l'auteur attribue à un rétrécissement de l'aorte à son origine.

Obs. Vᵉ. Une dame, qui déjà depuis peu de temps perdait moins ou point de sang par l'utérus, et chez laquelle la respiration était devenue difficile quand elle se remuait, fut enfin suffoquée comme à la suite de convulsions.

*Examen du cadavre.* A l'ouverture de l'abdomen, on remarqua extérieurement, dans la substance même de l'utérus, un tubercule semblable à ceux que l'on appelle *nates*.

Après que la poitrine eut été ouverte, on trouva une telle épaisseur des parois de l'aorte à son origine, qu'elle ne diminuait pas peu la capacité du vaisseau. Cette artère contenait du sang, mais il y en avait beaucoup plus dans les poumons qui en étaient surchargés.

« Il est évident, ajoute Morgagni, qu'à raison de l'étroitesse de l'origine de l'aorte, le sang ne pouvait passer ni s'avancer à travers cette artère qu'en moins grande quantité et avec moins de force. C'est pourquoi on en trouva dans son intérieur, mais beaucoup plus dans les poumons, dans les vaisseaux desquels il devait nécessairement s'accumuler d'autant plus abondamment qu'il pouvait moins être poussé dans l'aorte. C'est donc l'étroitesse de celle-ci qui fut cause non seulement que la respiration devenait difficile, surtout dans les mouvements du corps, mais encore que la suffocation finit par avoir lieu. »

Morgagni rapporte (Lett. 36e, § 17e) un autre cas intéressant de congestion brusque du poumon qui ne peut être expliquée, je pense, que par un développement extraordinaire de la rate. Mais comme l'auteur paraît l'attribuer à une cause toute différente, il ne sera pas inutile de consigner ici les détails de cette observation, afin d'examiner les motifs sur lesquels repose son jugement.

Obs. VIe Une femme âgée de 28 ans, maigre, mariée, mais sans enfants, ayant éprouvé autrefois une fièvre chronique, à la suite de laquelle il lui était survenu une telle augmentation du volume de la rate qu'une tumeur tombait manifestement sous le toucher, conservait un teint un peu pâle, et était prise de temps en temps pendant quelques jours d'une fièvre dont l'invasion avait lieu avec un frisson. Comme l'écoulement menstruel s'était supprimé deux ans auparavant, elle fut attaquée d'un ulcère cutané, mais opiniâtre, à la jambe gauche; et cette jambe s'étant ensuite tuméfiée, à côté de l'ulcère il se forma un abcès. Bien que cet abcès, abondamment vidé, parût approcher de la cicatrisation, cependant, lorsque le temps approchait où le sang aurait dû s'écouler de l'utérus, il s'irritait, et il rendait une plus grande quantité d'un ichor séreux; et réciproquement, plus cette époque était éloignée, moins ces accidents étaient remarquables. C'est pourquoi, la veille de l'époque, l'ichor s'étant écoulé non seulement peu abondamment, mais encore avec une odeur fétide, sans qu'il s'y joignît aucun autre indice d'une mort imminente, voilà qu'à la pointe du jour elle est forcée de s'asseoir sur son lit, et qu'en se tournant d'un côté et d'autre, elle se plaint d'une angoisse de la région précordiale et d'une extrême anxiété de la poitrine, de telle sorte qu'elle peut à peine proférer une parole par intervalle; elle crache une grande quantité de matière écumeuse et teinte de sang, et elle meurt en cet état dans l'espace d'une heure.

*Examen du cadavre.* La cavité du ventre était presque totalement remplie à gauche par la rate dont le volume était augmenté, surtout en long, au point qu'elle pesait huit livres et demie.

Je passe ici, comme étant tout à fait étrangère à mon sujet, la description que Morgagni fait de cet organe et des ovaires devenus squirrheux.

« Quant à la poitrine, tout y était sain, dit-il, si ce n'est que les poumons teints de rouge laissaient écouler, quand on les coupait, une grande quantité de matière de la nature de celle que j'ai écrit avoir été crachée par la femme en dernier lieu. »

En lisant avec attention l'observation précédente, on voit que Morgagni fait dépendre uniquement la congestion pulmonaire d'une sorte de métastase qui se serait opérée peu de temps avant la mort. La coïncidence de cet évènement avec la sécheresse de l'ulcère, jointe à l'absence prolongée des règles, semble à la vérité militer en faveur de cette opinion; mais, sans nier absolument l'influence d'une pareille cause, je crois que dans ce cas il est plus probable que l'engouement pulmonaire a eu pour cause l'embarras de la circulation produit par le volume énorme de la rate. Cependant, quoique le mécanisme des métastases se refuse encore à toute explication un peu vraisemblable, parmi les faits qu'on cite à l'appui, il en est qui sont concluants et précis; moi-même j'ai eu plusieurs fois occasion d'en observer des exemples vraiment remarquables, mais qu'il n'est pas nécessaire que je rapporte ici.

Malgré la longueur de cet article, l'importance du sujet et le but que je me suis proposé me font en quelque sorte un devoir d'ajouter quelques exemples de cas où la mort subite a manifestement été déterminée par une congestion brusque du poumon. Tel est le fait suivant que j'emprunte à M. Andral, qui ne me semble pas l'avoir interprété rigoureusement d'après les particularités qu'offrit l'autopsie.

Au livre second du tome cinquième de sa *Clinique médicale*, dans lequel l'auteur traite des *congestions cérébrales*, on trouve, page 283, le passage suivant :

« Nous terminerons ces études par quelques considérations sur la part que peut avoir l'action musculaire sur la production des congestions cérébrales. Nul doute qu'un exercice forcé ou que les efforts violents n'y prédisposent.

» Les vertiges auxquels donne lieu l'action de tourner ont été suivis, dans un cas que nous allons citer, des accidents que l'on explique ordinairement par une forte congestion cérébrale.

» Dans le courant du mois de décembre, un étudiant en droit se trouvait dans un bal public, et valsait avec ardeur depuis quelque temps; tout à coup il tombe privé de sentiment et de mouvement. Des soins lui sont administrés; une saignée est pratiquée, mais c'est en vain; il est mort. Les renseignements pris sur son compte ont appris que sa santé était excellente, et qu'il venait de faire un repas copieux.

» Le cadavre fut ouvert trente-six heures après la mort. On trouva dans le crâne les vaisseaux des membranes gorgés de sang, et la substance cérébrale sablée dans toute son étendue. *Les poumons étaient gorgés d'une énorme quantité de sang noir et visqueux.* Le cœur, volumineux, ne présentait d'ailleurs aucune lésion; les cavités droites étaient remplies de sang, les gauches étaient vides, ainsi que l'aorte. Dans l'abdomen, il n'y avait autre chose de remarquable qu'une congestion veineuse très forte des parois intestinales, et un engorgement sanguin considérable du foie et de la rate » (Ext. de *La Lanç. franç.* 1829, n° 80).

Tout tend à prouver que, dans ce cas, la mort a bien plutôt été produite par l'engouement considérable des poumons que par l'hyperémie cérébrale; les circonstances antécédentes et les lésions anatomiques confirment cette manière de voir. D'ailleurs, il existe entre cette observation et celles qui précèdent, surtout la quatrième, une telle analogie, que je crois à peu près inutile de m'attacher à la faire ressortir. Pour moi, c'est donc un exemple incontestable de mort subite par congestion brusque du poumon, déterminée elle-même par la distension des parois de l'estomac et par les mouvements rapides et circulaires de la valse. Ce n'est pas, au reste, le seul cas de ce genre qu'on trouve dans le même auteur. (Voyez *Clinique médicale*, t. v$^e$, liv. second, p. 226 et suiv.)

Maintenant, pourquoi M. Andral attribue-t-il la mort de ce jeune homme à une congestion cérébrale ? Il me serait difficile de le dire, puisque lui-même s'abstient complètement de toute explication à cet égard. Mais que s'est-il passé dans le cas qui nous occupe ? Un individu jeune et bien portant se livre avec ardeur à la valse après un repas copieux, et meurt tout à coup. A l'ouverture de son corps, on remarque une injection, non seulement des méninges et du cerveau, mais encore de tous les organes de l'abdomen, et les poumons sont *gorgés d'une énorme quantité de sang noir et visqueux*. Or, je le demande, cette hyperémie générale n'est-elle pas dans ce cas un effet tout mécanique de la stase du sang dans les poumons où la circulation était interrompue ? Car on ne saurait admettre, avec quelque apparence de raison, que ces derniers soient devenus le siège d'un pareil engouement par suite de la congestion cérébrale, ou même après la mort. Je ne connais du moins aucun fait qui prouve que les choses puissent se passer de la sorte.

Si donc l'injection du cerveau, tout à fait semblable à celle des autres parties du corps, est consécutive à la lésion des poumons, pourquoi ne serait-elle pas plutôt l'effet de celle-ci que de la première ? Ne trouve-t-on pas fréquemment d'ailleurs les vaisseaux du cerveau plus ou moins engorgés chez des individus qui succombent à des maladies très diverses, tandis qu'on n'a jamais vu, que je sache, un engouement pulmonaire aussi considérable que celui-ci ne pas déterminer constamment la mort ; et cela se conçoit, puisque, dès que la respiration ne peut plus avoir lieu, la vie doit nécessairement s'éteindre. D'un autre côté, rien n'indique que celle-ci ne puisse subsister nonobstant l'hyperémie cérébrale. Ne voyons-nous pas souvent le cerveau devenir le siège de congestions très fortes accompagnées même de déchirure avec épanchement sanguin dans son épaisseur, et cependant les individus vivre encore plusieurs jours ?

Mais, sans nier d'une manière absolue que la mort subite puisse être occasionnée par une congestion cérébrale, les considérations qui précèdent me portent à croire que cet accident doit être au moins fort rare, et que, dans le cas dont il s'agit, la mort était évidemment due à l'engouement pulmonaire. Du reste, ce n'est pas sans quelque étonnement qu'on voit M. Andral faire précéder l'observation qu'on vient de lire d'une autre à peu près semblable, et dans laquelle il admet pourtant que la mort subite fut déterminée par un afflux sanguin vers le poumon. Voici ce qu'il dit à la page 282 (*loc. cit.*) :

« A côté de ces cas dans lesquels, *quelque intense que soit l'hyperémie* (*cérébrale*), elle ne compromet cependant pas l'existence, citons-en un autre dans lequel la congestion, dont le cerveau fut d'abord le siège, se répéta sur le poumon, et devint immédiatement mortelle par l'hémorrhagie qu'elle y produisit. »

Un homme de cinquante ans environ entra à la maison royale de santé avec tous les signes qui caractérisent une forte congestion cérébrale ; une saignée ne les enlève pas. Tout à coup ce malade est pris d'une dyspnée extrême, qui va toujours en croissant, et amène la mort au bout de quatre heures.

A l'ouverture du corps, nous trouvâmes la masse cérébrale *gorgée de sang;* aucune autre lésion dans l'encéphale. Mais dans les deux poumons existaient des masses dures et noires qui présentaient tous les caractères de la lésion connue sous le nom d'apoplexie pulmonaire. Les parois du cœur étaient hypertrophiées (*loc. cit.*).

Certes, si l'on voulait prouver, je ne dis pas l'innocuité de la congestion cérébrale, mais le peu d'influence qu'elle a eue ici pour causer la mort subite, et l'action promptement funeste, au contraire, de l'engouement pulmonaire, il serait, je crois, difficile de choisir un meilleur exemple que le précédent. En effet, un homme présente tous les signes qui caractérisent un forte congestion cérébrale, constatée même sur le cadavre, et il ne meurt pas, tandis qu'il succombe rapidement à une dyspnée produite par une apoplexie du poumon qui ne paraît pas très forte, et l'engouement général de cet organe ne pourrait amener le même résultat? C'est, je l'avoue, ce que je ne puis comprendre. Il me paraît donc évident que l'auteur dont je combats en ce moment l'opinion, trop préoccupé sans doute du sujet qu'il traitait, a rapporté plus d'une fois à la congestion cérébrale des effets auxquels elle était étrangère, en même temps qu'il a méconnu dans quelques circonstances toute la gravité des congestions sanguines du poumon.

M. Louis, dont l'esprit d'observation est si sévère, et qui rappelle dans son mémoire sur les morts subites les observations de congestion pulmonaire devenue promptement mortelle, qu'on trouve dans les différents auteurs que j'ai cités plus haut, me semble pourtant être tombé dans la même erreur que M. Andral. Un seul exemple suffira, je crois, pour prouver ce que j'avance.

Obs. VII^e. La première observation de mort subite et imprévue que rapporte M. Louis (*loc. cit.*) est relative à un jeune homme âgé de 22 ans, qui, pendant la convalescence d'une espèce de courbature, perdit tout à coup le sentiment et bientôt après le mouvement. Neuf heures après le début de cet état, qui ne reçoit aucune amélioration des sinapismes et d'une saignée, il meurt; et à l'ouverture de son corps, on trouve une injection partielle du cerveau dans sa partie supérieure; une petite cuillerée de sérosité dans chacun des ventricules latéraux; une légère hypertrophie avec dilatation des parois du ventricule gauche du cœur; un peu plus d'une demi-pinte de sérosité très rouge dans chacune des deux plèvres, les poumons parfaitement libres, sains à leur partie antérieure, pesants, d'un rouge foncé en arrière, tant à l'extérieur qu'à l'intérieur, donnant par la pression un fluide rouge noirâtre, épais, légèrement spumeux; un ramollissement très marqué de la rate doublée de volume, et une légère diminution de consistance de la membrane muqueuse de l'estomac.

« Évidemment, ajoute l'auteur de cette observation, si l'on pouvait se rendre compte de la mort subite du sujet qui nous occupe par l'état des organes, ce ne pourrait être que par la considération de celui des poumons et des plèvres. On conçoit, en effet, jusqu'à un certain point, que la suffocation puisse résulter de cette double lésion survenue très promptement, puisque deux heures avant de perdre le sentiment et le mouvement il avait la respiration libre. Mais, comme la perte du sentiment et du mouvement n'est pas la suite de l'oppression, si grande qu'elle soit, il faut croire que la lésion qui nous occupe n'a pas été la seule cause de la mort, et l'inutilité de la saignée vient encore à l'appui de cette manière de voir. On peut d'ailleurs présumer qu'une congestion pulmonaire, assez forte pour causer subitement ou presque subitement la mort, serait accompagnée de désordres plus considérables que ceux qui ont été observés, de déchirements du tissu pulmonaire ou des plèvres, comme cela est arrivé chez le docteur Fortassin, dont Corvisart nous a laissé l'histoire dans son ouvrage sur la percussion. »

Sans m'arrêter à l'espèce de contradiction dans laquelle est tombé M. Louis quand il dit que la suffocation peut résulter des lésions observées sur ce malade, et qu'il ajoute un peu plus bas que des désordres plus considérables seraient peut-être nécessaires pour expliquer la mort subite, je dirai seulement que la double lésion des plèvres et des poumons me paraît bien assez grave, surtout lorsqu'elle se développe rapidement, comme dans le cas qui précède, pour produire un pareil résultat. Du reste, comme il n'existait pas d'autre cause appréciable de mort, M. Louis partagerait peut-être aussi cette opinion, s'il n'était pas survenu de perte du sentiment et du mouvement. Mais, je le demande, y a-t-il rien de plus trompeur que ce phénomène lorsqu'il apparaît dans les derniers instants de la vie; et ne voit-on pas souvent des individus qui succombent à toute autre affection qu'à une maladie du cerveau présenter les mêmes symptômes. N'avons-nous pas vu, par exemple, la jeune fille dont parle Morgagni (Obs. v$^{e}$) périr suffoquée *comme à la suite de convulsions*, et cependant être en réalité victime d'une véritable congestion pulmonaire. Si pourtant il fallait absolument expliquer les différents troubles fonctionnels du cerveau survenus dans le cas dont il s'agit, ne pourrait-on pas en trouver la cause dans la stase du sang vers cet organe, produite par la gène croissante de la respiration?

Serait-il donc déraisonnable d'expliquer ainsi ces phénomènes nerveux si divers que M. Andral attribue à une congestion active vers le cerveau, puisque, d'après le même auteur, ils peuvent être aussi en partie déterminés par un état tout à fait opposé (*loc. cit.*)?

Enfin, je terminerai par une dernière observation où la mort subite a été attribuée à un *trouble de l'innervation*, *de la vitalité*, tandis que les poumons étaient le siège d'un engorgement considérable tout à fait incompatible avec la vie. Mais laissons l'auteur expliquer lui-même son opinion à ce sujet.

« L'anatomie pathologique, dit M. Tanchou (*Journ. des Conn. méd.*, tom. III, p. 330, ann. 1836), ne rend pas compte de toutes les causes de mort; cependant son étude nous aura prouvé que toutes les fois qu'une maladie ne laisse pas d'altération sur nos organes après la mort, il faut en chercher la cause ailleurs, c'est à dire dans des conditions d'existence, telles que l'innervation, la vitalité, qui ont cessé avec la vie. » A l'appui de cette proposition, l'auteur cite l'observation suivante dont je me contenterai de donner un extrait, parce qu'elle renferme une foule de détails tout à fait étrangers à mon sujet.

Obs. VIII^e. M. Caz..., négociant, âgé de 44 ans, d'un tempérament bilieux et lymphatique, ayant un très grand embonpoint, était affecté depuis trois ans d'une *sub-inflammation de l'estomac*, à laquelle vint s'ajouter une *sur-excitation intestinale* provoquée par l'administration trop souvent répétée des purgatifs. Le 19 mai, dans la soirée, le médecin trouva M. Caz... abattu, comme anéanti, le visage pâle, les lèvres bleuâtres, et l'inférieure pendante, la langue sale et décolorée, la peau des mains presque froide, le pouls très petit, faible, irrégulier, les membres inférieurs presque glacés : on m'apprit, dit-il, qu'un premier bain avait bien fait, que le malade avait été mieux la veille, mais que le matin de ce jour, en allant prendre un second bain avec un seul aide, il était tombé sur la dalle froide et humide, et qu'il y était resté plus d'une demi-heure à attendre du secours. Je portai dès lors un fâcheux pronostic, et, malgré les boissons chaudes et toutes les précautions pour rappeler sa chaleur, il mourut pendant la nuit. J'étais fort intéressé, comme on le pense bien, à connaître la cause d'une mort si précipitée et pour moi si inattendue. On m'accorda l'autopsie, qui fut faite 24 heures après le décès.

L'estomac, mis à découvert, était distendu par des gaz ainsi que les intestins. Ce premier viscère contenait quelques matières liquides; vers le bas fond on remarquait une légère plaque d'environ 4 pouces de diamètre dans tous les sens, où la membrane muqueuse, généralement décolorée, était boursouflée, épaisse et emphysémateuse... Les petits intestins, en approchant de la valvule iléo-cœcale, dans la longueur de près de 3 pieds, étaient d'un rouge écarlate, ce qui contrastait d'une manière remarquable avec la membrane muqueuse de l'estomac, qui était pâle, blême à l'endroit où elle était malade... Le gros intestin paraissait à peine sur-excité, si ce n'est dans la dernière portion du colon et au rectum. Le cœur était flasque, facile à déchirer, et contenait beaucoup de sang. *Les poumons étaient sains.* Il n'est pas question de l'encéphale et de ses enveloppes.

Cette observation est accompagnée des réflexions suivantes que je ne puis me dispenser de transcrire ici, malgré leur étendue.

« Maintenant, sous quelle influence ce malade a-t-il succombé ? Ce n'est pas sous celle de la maladie que nous avons remarquée aux parois de l'estomac, ni sous l'influence de l'inflammation intestinale. Reste donc la *vitalité, l'innervation* à invoquer pour expliquer une mort aussi prompte. On conçoit, en effet, que chez un individu habituellement mou au physique et au moral, chez lequel les réactions sont faibles et rares, depuis long-temps malade d'une affection qui empêche ordinairement l'irradiation des forces vitales, le séjour d'une demi-heure sur une pierre froide ait déterminé une sorte de syncope ou de concentration sur les principaux viscères. Ceux-ci n'ont point réagi, et de proche en proche la vie s'est éteinte de la circonférence et des extrémités vers le centre. L'état général dans lequel j'ai trouvé le malade, avec la lividité des lèvres, la pâleur de la peau, le froid des extrémités, le pouls faible, concentré, irrégulier, et, à l'autopsie, la mollesse des tissus, la flaccidité du cœur qui était, *ainsi que le poumon, rempli de sang*, déposent en faveur de cette opinion. »

Il me semble que cette manière de voir trouvera peu d'adhérents, et qu'on admettra difficilement qu'une perturbation de la *vitalité*, de l'innervation, a déterminé une mort aussi prompte, lorsqu'à l'examen du cadavre on trouve le *poumon rempli de sang*, comme l'auteur le dit lui-même. Il est vrai qu'il ne considère pas cet engorgement comme une altération pathologique, puisqu'il dit un peu plus haut que le *poumon était sain*. Mais c'est une erreur qui me paraît avoir été suffisamment réfutée par tout ce qui précède. Je me crois d'autant plus autorisé à penser que, dans ce cas, la mort a été l'effet d'une véritable congestion du poumon, que les circonstances au milieu desquelles elle est survenue, les symptômes que le malade a présentés et les lésions anatomiques concourent à le démontrer. C'est d'ailleurs une chose très commune de voir périr asphyxiés par le froid des individus faibles, et surtout de pauvres vieillards que la chaleur abandonne avec l'âge, en même temps que leur respiration devient de plus en plus imparfaite. L'abaissement de la température, en refoulant le sang vers les organes intérieurs, et en particulier vers le poumon, produit bientôt l'engorgement de ce dernier, et par suite la mort. Nul doute pour moi que ces nombreux exemples de mort subite qu'enregistrent tous les hivers les feuilles publiques, ne soient pour la plupart le résultat d'une pareille cause.

## § II. *Congestion lente.*

Je viens d'examiner les cas dans lesquels la mort subite a été produite par une congestion pulmonaire rapide : voyons maintenant ceux dans lesquels la mort a été determinée par une congestion lente du poumon. Celle-ci, très fréquente chez les vieillards qu'une cause quelconque a retenus au lit dans la même position, atteint principalement ceux qui sont affectés de quelque maladie chronique des voies urinaires. On l'observe aussi quelquefois à la suite d'affections aiguës qui ont été accompagnées de symptômes adynamiques. Dans ces cas où tous les tissus sont en quelque sorte frappés d'atonie, le poumon s'engorge avec une extrême facilité, mais d'une manière lente et sans causer aucune gêne appréciable de la respiration, si ce n'est quelques instants avant de produire la mort. La preuve que cette congestion s'opère lentement et pendant la vie, c'est que ses caractères anatomiques, distincts de l'engouement cadavérique et du coup de sang, s'annoncent quelquefois par des symptômes particuliers décrits sous le nom de pneumonie hypostatique, et ne s'observent jamais dans des circonstances différentes de celles que j'ai signalées. On conçoit, en effet, que la mort arrive presque instantanément chez des individus dont la respiration est peu active, et qui, n'éprouvant que faiblement le besoin de respirer, supportent sans beaucoup de peine un embarras lent et graduel dans la circulation pulmonaire. Car il en est des lésions du poumon comme de celles de tous les organes, lésions qui sont, en général, d'autant plus obscures qu'elles se développent avec plus de lenteur. De même que nous voyons le cerveau, cet organe si délicat et si sensible aux moindres affections aiguës de sa substance, devenir le siége de désordres plus ou moins graves, mais chroniques, dont la présence n'est révélée par aucun symptôme, de même le poumon peut se laisser pénétrer peu à peu par une grande quantité de sang, sans que ses fonctions soient troublées d'une manière notable. Mais enfin, il arrive un moment où la respiration étant trop incomplète pour entretenir la vie, celle-ci s'interrompt tout à coup, probablement à l'occasion d'un afflux sanguin un peu plus considérable qu'à l'ordinaire. En effet, le poumon des individus qui succombent à ce genre de mort offre presque toujours à la partie antérieure ou supérieure de l'engorgement chronique les caractères d'une congestion récente et beaucoup plus active. C'est du moins ce que l'on peut conclure des deux observations suivantes que j'ai recueillies, l'année dernière, à l'Hôtel-Dieu.

Obs. XII. Un homme âgé de 53 ans, d'une constitution détériorée par toutes sortes de privations, entra dans le service de chirurgie à l'Hôtel-Dieu, le 8 janvier 1837, pour y être traité d'une rétention d'urine. Sans entrer dans aucuns détails relatifs à cette maladie, et qui seraient ici tout à fait superflus, je dirai seulement qu'elle fut attribuée à une paralysie de la vessie, et qu'à l'exception d'une constipation assez opiniâtre, cet individu ne présentait pas d'autre symptôme morbide. La respiration était naturelle; le pouls battait environ 60 fois par minute; il n'y avait absolument rien du côté du cerveau. Une grosse sonde en gomme élastique fut introduite dans la vessie et laissée à demeure jusqu'au 17 janvier, époque à laquelle on la remplaça par une autre. Dans cet intervalle le malade resta couché sur le dos sans se plaindre aucunement ni paraître gêné de la respiration. Le lendemain il se trouvait encore dans un état en apparence aussi satisfaisant que le jour de son entrée à l'hôpital, lorsque tout à coup, au milieu de la nuit du 18 au 19 janvier, il fut pris d'une dyspnée extrême qui l'emporta dans l'espace de 15 à 20 minutes.

*Examen du cadavre*. Injection peu prononcée du système veineux supérieur. Le cerveau, le cervelet et la portion cervicale de la moelle, examinés avec soin, ne présentaient rien de remarquable.

Adhérences celluleuses entre les deux feuillets de la plèvre du côté droit. Le bord antérieur des deux poumons offrait tous les caractères de l'emphysème intervésiculaire. Leur lobe supérieur était en grande partie gorgé de sang noirâtre, dont on pouvait le débarrasser presque entièrement par le lavage et la pression. Dans le reste de leur volume, ces organes étaient lourds, un peu ramollis, non crépitants, et formaient une masse compacte, qui ne laissait pas écouler une goutte de sang à l'incision, laquelle était lisse, luisante, et d'un beau noir d'ébène.

Cœur un peu mou, mais d'ailleurs parfaitement sain; ses cavités droites étaient remplies de sang noir à demi coagulé, tandis que les cavités gauches étaient vides.

Tous les organes de l'abdomen se trouvaient dans un état d'intégrité parfaite, à l'exception toutefois de la vessie. Cette poche, dont les parois avaient à peu près leur épaisseur et leurs dimensions naturelles, présentait, à sa surface interne, un enduit noirâtre très adhérent. La membrane muqueuse formait à la base du trigone vésical un repli saillant de deux à trois lignes, mais qui ne pouvait évidemment en atteindre l'angle antérieur, et par conséquent oblitérer le col de la vessie, comme on l'avait soupçonné pendant la vie. La prostate hypertrophiée faisait un léger relief à l'intérieur de cet organe. L'urètre était libre, et n'offrait qu'une petite ulcération superficielle située immédiatement au devant du bulbe.

Obs. XIIIe. Gagneux, âgé de 16 ans, fut admis à la clinique chirurgicale de l'Hôtel-Dieu dans le courant du mois d'avril 1837, venant de l'hospice des Incurables, où il était depuis deux ans pour une cécité complète de l'œil gauche, datant de son enfance, et produitepar l'opacité de la cornée; mais surtout pour une paraplégie incomplète, survenue dix ans auparavant à la suite d'une chute sur les reins. A part cette double infirmité, qui lui permettait pourtant encore de marcher à l'aide de béquilles, Gagneux se portait bien, lorsqu'au commencement de l'année 1836, il tomba de sa hauteur sur la hanche droite, et se cassa la cuisse à sa partie supérieure. Après avoir été traité de sa fracture pendant quatre mois à l'hôpital Saint-Louis, il rentra dans son hospice, pouvant à peine mouvoir le membre inférieur droit, qui, du reste, était notablement raccourci dans la rotation en dehors, et présentait une saillie considérable à sa partie supérieure et interne. Il resta dans cet état, sans pouvoir marcher, jusqu'au mois d'avril de l'année suivante, époque à laquelle il s'aperçut que son membre malade avait perdu toute espèce de mouvement. C'est alors qu'il fut transporté à l'Hôtel-Dieu, où je le vis pour la première fois.

Le membre inférieur du côté droit était dans la demi-flexion et couché sur sa face interne. Il cédait à tous les mouvements qu'on lui imprimait, sans que la volonté du malade pût y contribuer. OEdème du pied et de la jambe; gonflement considérable de la cuisse, qui présentait, d'une part, des saillies osseuses à sa partie supérieure et interne, et, de l'autre, une fluctuation profonde sans inflammation manifeste.

Faiblesse très grande du membre abdominal gauche, que le malade soulève avec peine au dessus de son lit; pas de diminution dans la sensibilité générale; selles rares; émission ordinairement involontaire de l'urine, absolument rien du côté de la poitrine et de l'abdomen. (Cataplasmes sur la cuisse droite.)

Les jours suivants, l'état du malade n'avait pas changé notablement, lorsque, pendant la nuit du 11 au 12 mai, il fut pris tout à coup d'un accès de suffocation qui dura quelques minutes, et fut promptement suivi de la mort.

*Examen du cadavre.* Substance cérébrale un peu molle et légèrement injectée; atrophie avec aspect gélatineux du nerf optique gauche et de la bandelette optique droite. Pas d'autre altération.

Le canal vertébral avait été ouvert; mais le trait de scie mal dirigé dilacéra la moelle précisément au niveau de la région lombaire, ce qui ne permit pas de juger de son état en cet endroit : elle était saine dans les régions supérieures.

Le cœur, pâle, flasque, vide de sang à gauche, était rempli du côté droit par un caillot noirâtre, qui se prolongeait jusque dans l'artère pulmonaire.

Les poumons présentaient à leur sommet une induration très circonscrite et constituée par un mélange de tubercules et de mélanose. Dans le reste de leur volume, ils étaient gorgés de sang, surtout en arrière, où le tissu pulmonaire ne formait plus qu'une masse lourde, compacte, très noire, et résistant à la pression qui n'en faisait sortir aucun fluide.

Fracture du fémur au dessous du petit trochanter, avec division multiple du fragment supérieur, dont les diverses parties réunies par du tissu fibreux conservaient encore une grande mobilité les uns sur les autres. Le périoste du corps de l'os était décollé jusqu'aux condyles et formait ainsi une vaste poche qui contenait environ deux livres de sang noir, moitié liquide et moitié coagulé.

Les deux faits précédents nous montrent jusqu'à quel point un engouement chronique des poumons peut être porté sans révéler son existence par aucun symptôme. Car ici les malades étaient soumis journellement à un examen attentif qui n'aurait pas permis de méconnaître un trouble notable dans la respiration. Pour peu qu'on se soit livré à l'étude de l'anatomie pathologique, on ne pourra admettre que les désordres constatés sur le cadavre se soient développés après la mort, ou même pendant les derniers instants de la vie.

## § III. *Mort subite par apoplexie pulmonaire ou congestion brusque du poumon, avec déchirure du tissu de cet organe et épanchement sanguin dans son épaisseur.*

On connaît la lésion spontanée du poumon que Laennec a désignée sous le nom d'apoplexie, par suite de l'analogie qu'elle présente avec l'altération observée si souvent dans le cerveau. Il n'est personne aussi qui ne sache qu'elle cause assez souvent la mort subite. C'est pourquoi je me bornerai, dans ce paragraphe, à rappeler les principales particularités qui la distinguent des autres affections du poumon.

L'apoplexie pulmonaire est surtout caractérisée par une accumulation de sang dans un ou plusieurs points circonscrits de cet organe dont la substance est ordinairement rompue. « Le tissu pulmonaire environnant est le plus souvent tout à fait crépitant et sain, et n'offre rien d'analogue à cette densité progressivement moindre à mesure qu'on s'éloigne du lieu affecté, que l'on observe dans la péripneumonie. Ce tissu est souvent même très pâle autour des engorgements hémoptoïques. : *quelquefois cependant il est fortement rosé ou même rouge, et infiltré ou simplement teint d'une certaine quantité de sang vermeil*; mais, dans ce cas même, la démarcation entre l'engorgement dense et l'infiltration sanguine dont il s'agit est presque toujours très tranchée et circonscrite par des lignes droites. La partie engorgée présente une couleur d'un rouge noir très foncé et tout à fait semblable à celle d'un caillot de sang veineux ». (*Traité de l'Auscult*, t. I, p. 451, 4e édit.)

Cette description me semble renfermer l'explication d'un fait qui n'est pas encore bien compris. Je veux parler de l'hémoptysie qui tantôt accompagne l'apoplexie pulmonaire, et tantôt manque entièrement dans des circonstances en apparence les mêmes, sans qu'on puisse en deviner la cause.

Nous avons vu précédemment que, dans les cas de mort subite par exhalation sanguine à l'intérieur des ramifications bronchiques, accompagnée d'hémoptysie, le tissu du poumon n'était pas, à vrai dire, gorgé de sang, mais qu'il offrait un aspect tout à fait analogue à celui que Laennec dit avoir observé quelquefois autour des engorgements hémoptoïques. Or, si la lésion anatomique est semblable dans les deux cas, l'effet doit sans doute être le même. Ainsi donc, en supposant ce rapprochement exact, comme tout porte à le croire, on comprend dès lors pourquoi l'apoplexie pulmonaire n'est pas toujours accompagnée d'hémoptysie, puisque la cause dont elle dépend manque assez souvent. Je regrette beaucoup de ne pouvoir en donner la preuve directe, mais les observations consignées dans les auteurs n'ayant pas été recueillies dans ce but, il m'est impossible de dire si les choses se passent effectivement de la sorte. C'est au reste un point de séméiologie qui mérite, à plus d'un égard, de fixer l'attention.

Je terminerai ce qui est relatif aux morts subites par apoplexie pulmonaire, en citant un fait remarquable que rapporte Corvisart dans ses Commentaires sur le Traité de la percussion d'Avenbrugger.

Obs. XIV. Un homme âgé de 37 ans se couche très bien portant à onze heures du soir; à trois heures et demie du matin on veut l'éveiller, on le trouve mort. Du sang sortait par le nez et par la bouche.

On trouva tout le poumon droit déchiré et comme macéré par une énorme quantité de sang noir qui l'engorgeait. La substance du poumon semblait véritablement se confondre avec des caillots. Les bronches étaient pleines de sang noir, ainsi que la trachée et le larynx, l'arrière-gorge et les fosses nasales. Le sang avait aussi reflué dans les bronches du poumon gauche. Aucune autre lésion n'existait.

A l'occasion des hémorrhagies bronchiques qui peuvent devenir promptement mortelles, j'ai fait observer qu'elles coïncidaient pour l'ordinaire avec la présence de tubercules dans les poumons, et j'ai dit qu'on avait cherché tout récemment à les expliquer, du moins dans quelques cas, par l'ulcération tuberculeuse des vaisseaux sanguins. D'une autre part, on a vu quels étaient les motifs qui me faisaient rejeter cette opinion fondée seulement sur des considérations générales qui ne sauraient tenir lieu de preuves. Mais il n'en est pas de même de quelques hémorrhagies foudroyantes qui, d'après des observations directes, sont évidemment le résultat de la rupture de gros vaisseaux sanguins à l'intérieur d'une caverne. On attribue généralement cette rupture aux progrès de l'inflammation ulcéreuse du poumon. Mais il me semble qu'elle pourrait tout aussi bien survenir pendant un effort de toux qui pousserait le sang avec force contre les parois indurées et par conséquent plus fragiles d'une veine, et surtout d'une artère. Ne sait-on pas en effet que l'inflammation de ces vaisseaux tend plutôt à les oblitérer qu'à les détruire. Sans vouloir prétendre que les choses se passent toujours comme je viens de l'indiquer, je m'étonne qu'une explication aussi naturelle ait à peine été proposée jusqu'à ce jour. Au reste, quel que soit le mode de production de ces hémorrhagies, la mort subite qui survient alors est bien évidemment le résultat d'une véritable asphyxie par engouement du poumon. Le passage suivant, extrait de la *Clinique médicale* (t. IV, p. 165), complètera ce que j'avais à dire à ce sujet.

« Chez un certain nombre de phthisiques morts en crachant du sang, nous avons trouvé remplies de ce liquide une ou plusieurs des larges excavations creusées dans leurs poumons. Tantôt ce sang y était à l'état liquide, tantôt il s'y trouvait en partie coagulé. Nous nous rappelons, entre autres cas de ce genre, celui d'une jeune femme entrée à la Charité dans le courant du mois de mars 1820, et qui offrait tous les symptômes d'une phthisie pulmonaire déjà fort avancée. Rien cependant n'annonçait encore sa fin prochaine, lorsque tout à coup elle se mit à cracher du sang en grande quantité, et avec de si grands efforts, qu'elle semblait le vomir. Elle ne tarda pas à mourir asphyxiée. On trouva dans chaque poumon une vaste caverne remplie par de gros caillots de sang; les bronches et la trachée étaient pleines d'un sang écumeux. Nous n'avons pu trouver qu'une seule fois, ajoute l'auteur, l'orifice du vaisseau rompu, dont le sang s'était vraisemblablement échappé pour remplir la caverne. Ce vaisseau était contenu dans une bride qui traversait la cavité, et qui s'était déchirée, son orifice béant était bouché par un petit caillot fibrineux, de couleur blanche, qui, à l'aide d'un stylet, fut aisément extrait; on put alors s'assurer que la cavité de celui-ci était conservée. Mais, dans tous les autres cas, il nous a été toujours impossible de rapporter à la rupture de quelque gros vaisseaux l'existence de l'hémorrhagie. »

## § IV. *Mort subite par congestion inflammatoire du poumon.*

Jusqu'à présent nous n'avons étudié que les congestions sanguines du poumon qui sont exemptes d'inflammation proprement dite. Cependant la pneumonie peut rester tout à fait latente, ou ne se manifester à l'extérieur que par les signes précurseurs de la mort. Dans ces cas, qui ne sont pas très rares, il serait bien impossible de dire que l'affection pulmonaire s'est développée tout à coup, puisque l'examen des cadavres nous montre les caractères anatomiques des différents degrés de la pneumonie, soit aiguë, soit chronique. Quelque difficulté qu'on éprouve à comprendre comment les voies respiratoires peuvent subir des altérations aussi graves sans donner lieu à aucune souffrance, il n'en faut pas moins l'admettre. Car lorsque l'observation directe dépose en faveur d'une opinion quelle qu'elle soit, la raison doit céder devant les faits.

Ce n'est guère que dans ces derniers temps qu'on a considéré la pneumonie comme pouvant devenir dans quelques circonstances une cause de mort subite. Je crois même être un des premiers qui aient reconnu ce fait intéressant, puisque mes observations à ce sujet remontent au commencement de l'année 1835. Il est vrai que je me suis contenté d'en faire part à mes collègues de Bicêtre où j'étais interne alors, sans chercher à lui donner une plus grande publicité. Mais, à peu près à la même époque, MM. Hourmann et Dechambre faisaient, de leur côté, à la Salpêtrière, la même observation qu'ils publièrent dans leur *quatrième Mémoire sur les maladies des organes de la respiration chez les vieillards* (*Archives gén. de Méd.* 2e série, t. XII, septembre 1836).

Voici ce qu'ils disent à ce sujet dans le paragraphe qui traite du mode d'invasion de la pneumonie chez les vieillards. « Enfin, dans quelques cas plus obscurs encore, nos vieilles femmes ne se plaignent même pas de faiblesse ni de malaise. Elles ne demandent pas à venir à l'infirmerie; personne dans leur dortoir, ni surveillantes, ni filles de service, ni voisines n'aperçoivent de changement dans leur position. Elles se lèvent, font leur lit, se promènent, mangent comme à l'ordinaire, puis elles se sentent un peu fatiguées, se penchent sur leur lit et expirent. C'est là une des *morts* dites subites, de vieillesse, à la Salpêtrière. On ouvre les cadavres, et l'on trouve une grande partie du parenchyme pulmonaire en suppuration. Des faits remarquables de ce genre se sont passés sous nos yeux à l'infirmerie, sur des femmes reçues primitivement pour des maladies tout à fait étrangères aux poumons, et dont elles étaient guéries. Ainsi, une pauvre vieille de 85 ans, couchée au n° 12 de la salle Saint-Alexandre, entrée quelques jours auparavant pour une simple indigestion, nous parlait gaîment, et, pour nous prouver son bon appétit, triturait à grands efforts de mâchoires un biscuit de Reims : la visite de la salle n'était pas achevée qu'on est venu nous annoncer que cette femme mourait. Arrivés en toute hâte, nous avons recueilli son dernier soupir ; ses lèvres retenaient encore les restes de son biscuit. A l'ouverture du corps, nous avons trouvé le poumon droit en pleine suppuration dans toute l'épaisseur de son lobe inférieur. Le larynx, la trachée-artère et les bronches étaient parfaitement libres de tous corps étranger. M. le docteur Falret nous a également communiqué l'observation curieuse d'une vieille femme morte brusquement de pneumonie dans son service (aliénés), sans qu'aucun indice ait pu faire soupçonner l'état de la poitrine. Mais ici il importe beaucoup de tenir compte de l'aliénation, pour apprécier toutes les conditions qui ont rendu la phlegmasie latente. La vieille femme dont il s'agit, *reine de tous lieux,* était remarquable par sa loquacité habituelle et la vigueur des intonations de sa voix. Un matin, sans que rien ait indiqué chez elle le moindre changement morbide, au point qu'elle se promenait et pérorait avec la même énergie de délire que de coutume, on la vit tomber et bientôt mourir. Un poumon *tout entier* était converti en hépatisation grise. •

Voici maintenant plusieurs observations qui me sont propres et dans lesquelles on verra de même la mort frapper tout à coup des individus bien portants, mais avancés en âge, et qui n'ont pas offert à l'autopsie d'autres lésions remarquables que les traces plus ou moins anciennes d'une pneumonie.

Obs. XV. Lafauche, âgé de 78 ans, d'une petite taille, due en grande partie à l'inflexion latérale gauche de la colonne vertébrale, mais se portant bien d'ailleurs, est pris, dans la journée du 30 mars 1835, d'un peu de toux et d'oppression. Ces accidents très légers ne l'empêchent pas de boire et de manger comme à l'ordinaire, le soir il se couche sans se plaindre et s'endort tranquillement. Le lendemain au matin, ses voisins, qui le croyaient endormi, l'appellent pour le faire lever. Mais c'est en vain, il ne répond pas : aussitôt le garçon de salle accourt me chercher, j'arrive, il était mort. Son corps reposait sur le côté gauche et conservait encore presque toute sa chaleur naturelle ; sa figure, pâle et décolorée, était parfaitement calme.

*Examen du cadavre.* Injection peu marquée du cerveau dont les ventricules latéraux contenaient un peu de sérosité limpide. Adhérence ancienne des deux feuillets de la plèvre entre eux. Le poumon gauche est sain en avant et fortement engoué dans ses deux tiers postérieurs par un liquide séro-sanguinolent. Hépatisation rouge et grise de tout le poumon droit ; les bronches correspondantes sont remplies de mucosités mêlées d'air, et rosées à leur surface interne. Une petite quantité de sang noir, grumeleux, existe dans les cavités gauches du cœur ; les cavités droites en contiennent beaucoup de semblable, au milieu duquel se trouve une grosse masse fibrineuse, alongée, d'une couleur rouge pâle, et présentant l'aspect et presque la densité des fibres musculaires de cet organe : rien aux orifices. L'estomac, sillonné par quelques replis muqueux colorés en rouge, est enduit d'une couche épaisse de matière grisâtre, d'une odeur fade, et de consistance chymeuse. Les autres organes étaient sains.

Obs. XVI. Un autre vieillard de Bicêtre, âgé de 75 ans, d'une bonne constitution, jouissait depuis long-temps d'une santé excellente. Dans la matinée du 27 avril 1835, il ne témoignait encore aucune souffrance et mangeait comme à l'ordinaire d'un très bon appétit. Quelques instants après son déjeuner, il fut pris d'un malaise général, pour lequel il réclama du secours presque aussitôt. Sa respiration était alors très gênée, mais il conservait encore assez de force pour monter seul les degrés de l'infirmerie. Chemin faisant, il perd tout à coup connaissance, et tombe dans les bras d'un garçon de service qui l'accompagnait, et qui le transporta immédiatement dans la deuxième salle de médecine où je me trouvais pour le moment. On se hâte de le déshabiller et de le mettre au lit, mais déjà tout son corps est froid et cyanosé ; les battements du cœur sont faibles, les pupilles très dilatées, le thorax, la mâchoire inférieure et le muscle releveur de l'aile du nez et de la lèvre supérieure du côté gau che exécutent encore quelques mouvements brusques et comme convulsifs ; au bout de dix minutes, il avait cessé de vivre.

*Examen du cadavre.* La couleur ardoisée des téguments a disparu. Légère infiltration séreuse au dessous de l'arachnoïde qui présente une teinte laiteuse. Chacun des ventricules latéraux contient environ une cuillerée de sérosité limpide ; à l'exception d'un engorgement considérable des veines superficielles du cerveau, toute la masse encéphalique est parfaitement saine.

Le poumon gauche, libre d'adhérences, spongieux et crépitant en avant, est gorgé de sang en arrière dans sa moitié postérieure. Il existe à peu près un verre de sérosité sanguinolente dans la plèvre du côté droit que tapisse une fausse membrane parcourue par un grand nombre de vaisseaux sanguins : tout le poumon correspondant est ferme, sec, et présente l'aspect rougeâtre et granuleux qu'on attribue au deuxième degré de la pneumonie chronique.

Les cavités du cœur sont remplies par des caillots de sang noir, devenus très denses et comme fibrineux dans l'oreillette et le ventricule droits. Les valvules sygmoïdes sont incrustées de plusieurs points cartilagineux à leur base. Le cœur et les gros vaisseaux n'offrent pas d'autre altération.

Aucun corps étranger dans les voies aériennes, dont la membrane muqueuse est très rouge, principalement du côté droit.

Tous les organes de l'abdomen sont sains, et dans l'état où on les trouve ordinairement pendant le travail de la digestion.

Obs. XVII. Le troisième exemple de mort subite que j'ai eu occasion d'observer à Bicêtre, est celui d'un homme, âgé de 66 ans, d'une forte constitution et qui se portait bien auparavant. Le premier mai 1835, il fut pris tout à coup d'un accès de suffocation qui le fit périr très promptement.

*Examen du cadavre.* La substance cérébrale est uniformément molle, mais sans autre altération appréciable.

Les deux feuillets de la plèvre droite sont unis par une fausse membrane récente et non organisée. Le poumon correspondant est à l'état d'hépatisation rouge dans le lobe supérieur, tandis que les deux autres, secs à l'incision, ont une consistance très ferme, et une couleur rouge pâle, mêlée de points gris. Le poumon gauche, libre d'adhérences, est fortement engorgé dans ses deux tiers postérieurs.

Rougeur vive de la membrane muqueuse des bronches.

Le cœur, à l'état naturel, est rempli de sang noir ; on rencontre quelques ossifications à la base des valvules aortiques. Les valvules de l'orifice auriculo-ventriculaire gauche sont intérieurement unies par leurs bords correspondants, de manière à ne plus former qu'une espèce de cône creux, dont le sommet tronqué permettait à peine l'introduction du petit doigt. Cette valvule circulaire est incrustée de plaques cartilagineuses, et présente à sa base plusieurs concrétions osseuses dont une égale à peu près le volume d'un gros pois; les organes digestifs n'offrent rien de remarquable.

Obs. XVIII. Un homme âgé de 75 ans, d'une bonne constitution, était affecté depuis quelques jours seulement d'une toux légère, accompagnée d'expectoration catarrhale, sans fièvre ni dyspnée, lorsqu'il mourut subitement à Bicêtre, dans la soirée du 7 mai 1835. *Examen du cadavre.* L'encéphale était sain; on remarquait quelques concrétions osseuses très inégales dans l'épaisseur des valvules aortiques. Le cœur, rempli de sang noir coagulé, n'offrait pas d'autre altération. Engouement sanguin à la partie postérieure du poumon gauche. Le poumon droit adhérait par toute sa surface à la paroi thoracique, au moyen de fausses membranes molles et comme gélatineuses, excepté vers sa base où existait un médiocre épanchement de sérosité citrine. Son tissu, compacte et ramolli, présentait partout l'aspect grisâtre et granuleux propre au troisième degré de la pneumonie sub-aiguë.

Le foie était volumineux et gorgé de sang noir. Tous les autres organes de l'abdomen ne s'éloignaient pas de l'état naturel.

Enfin je rappellerai encore une observation du même genre que j'ai publiée dans le *Journal des connaissances médico-chirurgicales* (n° d'avril 1838). Le fait est relatif à un vieillard affecté d'une double hernie inguinale extrêmement volumineuse, avec issue d'une portion de l'estomac du côté droit, et qui mourut subitement. A l'autopsie on trouva tous les degrés de la pneumonie chronique.

Ce n'est pas seulement chez les vieillards que se développent ces inflammations sourdes du tissu pulmonaire qui font périr tout à coup, elles peuvent également atteindre des individus jeunes et qui jouissent en apparence d'une santé parfaite. Sous ce rapport, l'observation suivante, que vient de publier M. Ollivier (d'Angers) (*Archives gén. de méd.*, janvier 1838), offre trop d'intérêt pour ne pas trouver encore place ici, d'autant plus que c'est la seule de ce genre que je connaisse; celles que j'ai rapportées plus haut, et qui toutes ont été recueillies sur des individus avancés en âge, étant pour la plupart des exemples de pneumonies aiguës entées sur des pneumonies chroniques.

Obs. XIX. Une jeune fille de 22 ans, enceinte de cinq mois, éprouvait depuis plusieurs jours un malaise qu'elle ne pouvait définir. Le 8 de ce mois, elle se plaint de souffrir davantage, et s'habille pour se rendre chez sa sœur. Il était alors huit heures du matin; à neuf heures on entre dans la chambre, et on la trouve morte, étendue sur le carreau, près de la porte. Avait-elle succombé au moment où elle allait sortir pour demander du secours? L'autopsie nous fit reconnaître que la mort avait été causée par une pleuro-pneumonie double et récente.

Les faits qui précèdent me paraissent plus que suffisants pour prouver que la pneumonie, soit aiguë, soit chronique, peut être tout à fait lente et causer subitement la mort. Alors, comme dans les cas qui nous ont occupés d'abord, il y a véritablement asphyxie déterminée par l'engorgement du poumon devenu progressivement plus ou moins imperméable à l'air. Aussi, à une certaine époque de la maladie, la moindre cause qui tend à augmenter un peu plus brusquement qu'à l'ordinaire cet état pathologique suffit-elle, à mon avis, pour mettre fin tout à coup à une existence qui n'est ainsi entretenue que par une respiration incomplète? C'est du moins ce qui m'a paru résulter de l'examen cadavérique des sujets que j'ai vus succomber à ce genre de mort.

Quant aux circonstances capables de produire un pareil résultat, indépendamment des conditions anatomiques et physiologiques dans lesquelles se trouvent les organes de la respiration chez les vieillards, je crois que les influences hygiéniques au milieu desquelles ces malheureux étaient placés ont eu l'action la plus puissante sur le développement de leur maladie mortelle. En effet, qu'on se représente ces individus, faisant usage d'aliments grossiers et peu substantiels, mal couverts et sans cesse exposés à toute la rigueur du froid contre lequel ils n'ont presque rien pour se défendre, et l'on comprendra aisément que leurs poumons deviennent quelquefois le siège d'une hyperémie moitié active et moitié mécanique, et par suite d'une inflammation sourde qui tôt ou tard devra les entraîner rapidement au tombeau. J'avoue qu'il serait plus difficile d'expliquer la cause de la mort qui surprend un individu jeune et bien portant, comme était la fille dont M. Ollivier (d'Angers) a rapporté l'histoire.

### § V. *Mort subite par œdème ou congestion séreuse du poumon.*

L'œdème pulmonaire est-il susceptible de causer brusquement la mort ? Je ne vois rien qui s'y oppose. Car, du moment que le poumon est engorgé par un liquide quelconque, séreux ou sanguin, et que la circulation est interrompue dans ces organes, la mort doit nécessairement s'ensuivre. Or, dans ce cas, celle-ci surviendra d'autant plus promptement que l'œdème sera plus actif et plus indépendant de toute affection étrangère, qui d'ordinaire tue l'individu qui en est atteint. D'ailleurs, si on s'en rapporte à ce que disent les auteurs, la mort subite peut quelquefois être le résultat d'un œdème pulmonaire, soit idiopathique, soit symptomatique, et notamment à la suite de la rougeole. « L'orthopnée suffocante qui emporte quelquefois les enfants à la suite d'une rougeole, dit Laennec (*Traité d'Auscult.*, t. 1er, p. 421, 4e édit.), n'est probablement autre chose qu'un œdème idiopathique du poumon. » D'un autre côté, M. Andral, dans une note annexée à l'article *OEdème* du même ouvrage, après en avoir admis trois formes différentes, surtout par leur durée et leur terminaison, ajoute : « Dans la première forme, qui est la plus aiguë que puisse offrir l'œdème du poumon, les malades sont pris tout à coup d'une dyspnée extrême, qui, au bout d'un temps souvent très court, entraîne la mort. » A l'appui de cette proposition, je citerai le seul exemple de ce genre que je connaisse, et que l'on trouve dans la *Clinique médicale* (t. 3, p. 231). Quoique la mort n'ait pas été très brusque, elle a pourtant eu lieu dans un espace de temps asez court pour faire supposer qu'elle pourrait être encore plus rapide.

Obs. XX. Un cuisinier, âgé de 65 ans, entre à la Charité vers le milieu du mois de mars 1822 dans un état d'épuisement et de maigreur extrêmes. Depuis déjà douze ans il avait la respiration courte et toussait tous les hivers. Pendant l'été de 1821 il avait craché un peu de sang. Lors de son entrée à l'hôpital, il toussait beaucoup, et expectorait en grande quantité des crachats verdâtres très fétides qui s'écoulaient en nappe lorsqu'on inclinait le vase; on eût dit d'un liquide sorti d'une poche pleurétique ou d'une vaste excavation tuberculeuse. Au rapport du malade, une semblable expectoration avait lieu depuis plusieurs années; percutée, la poitrine résonnait bien partout; par l'auscultation, l'on entendait la respiration grande et nette avec du sifflement en arrière par intervalles. Le malade était sans fièvre, et n'avait jamais de sueurs. (Pilules de Morton, hydromel composé.)

Les dix ou douze jours suivants, l'état du malade resta le même. L'expectoration offrait toujours une fétidité repoussante: bon appétit, grande faiblesse.

Le 28 mars, l'état du malade avait empiré d'une manière soudaine: face livide, yeux éteints, dyspnée extrême; le pouls, très fréquent, irrégulier, se sentait à peine.

Les deux jours suivants, suffocation imminente, râle crépitant très prononcé en arrière des deux côtés; pouls insensible, langue sèche et un peu brune, mort le 31.

*Ouverture du cadavre.* Mollesse remarquable de la masse cérébrale. Quantité assez grande de sérosité accumulée dans les ventricules latéraux et dans le tissu cellulaire sous-arachnoïdien de la face supérieure du cerveau.

Une très grande quantité de sérosité spumeuse, incolore, ruisselait du tissu des deux poumons (œdème); en quelques points il était non crépitant, dur et d'un noir foncé (mélanose infiltrée). Les grosses bronches, pleines d'un liquide semblable à celui qui était expectoré, sous le rapport de son extrême fétidité, étaient blanches à leur surface interne; mais, dans les petites ramifications, remplies du même liquide, la membrane muqueuse offrait une couleur d'un rouge foncé.

Injection rouge de la muqueuse gastrique; rate volumineuse, très molle, et contenant un liquide noir comme de l'encre.

« Ce malade, dit M. Andral, était voué sans doute inévitablement à la mort. Il succomba néanmoins d'une manière inopinée. Dans beaucoup d'affections thoraciques, les malades meurent quelquefois tout à coup, sans agonie, lorsqu'ils ont encore assez de force, et lorsque le cerveau, le cœur et les poumons exécutent encore bien leurs fonctions. La cause immédiate sous l'influence de laquelle la vie cesse ainsi brusquement nous échappe alors tout à fait. (Nous devons maintenant savoir à quoi nous en tenir la plupart du temps au sujet de ces morts subites et *sans cause appréciable*.) Ici, il n'en fut pas de même; la mort fut précédée par une dyspnée qui survint subitement, et qui parut être le résultat de l'engorgement séreux (œdème pulmonaire) dont les poumons devinrent tout à coup le siége. »

## § VI. *Mort subite par emphysème spontané du poumon.*

Il n'y a pas très long-temps que l'emphysème spontané des poumons est considéré par quelques auteurs comme pouvant déterminer subitement la mort. M. Leroy (d'Etiolles) est peut-être le premier qui soupçonna toute la gravité d'une pareille lésion, d'après ses expériences sur des lapins qu'il était parvenu à faire périr tout à coup en leur insufflant de l'air dans les bronches, et avec assez de force pour déchirer un certain nombre de cellules pulmonaires (*Recherches expérimentales sur l'asphyxie*, an. 1829). A peu près à la même époque, cette opinion fut également soutenue par M. Piédagnel (*Recherch. anat. et phys. sur l'emphys. du poumon*, an. 1829), qui fournit à l'appui deux observations prises au hasard, dit-il, parmi plusieurs autres du même genre. A la vérité, M. Mériadec Laennec met en doute (*Traité de l'Auscult.*, t. I, pag. 413, note, 4ᵉ édit.) la valeur de ces faits relativement à l'existence de la lésion anatomique du poumon. Quoi qu'il en soit, la mort subite n'en paraît pas moins être, dans quelques circonstances, le résultat manifeste de l'emphysème spontané de cet organe. On en trouve une preuve incontestable dans le fait publié par M. Ollivier (d'Angers) (*Archives gén. de Méd.*, numéro de mars

1833). Peu de temps après, M. Pillore a rassemblé dans sa thèse inaugurale (Paris, 1834, n. 23) trois autres cas du même genre recueillis sur des vieillards de Bicêtre, et que M. Andral, dans une note qu'il a jointe à l'article *Emphysème*, du *Traité de l'Ausc.* (4e édit.), regarde comme autant d'exemples de morts subites dues à cette espèce de lésion spontanée du poumon.

Je me borne à rappeler ces faits qui sont suffisamment connus, et je vais en citer un qui est consigné dans la lettre 18e de Morgagni, § XIV, *sur la suffocation*, et qui me paraît avoir la plus grande analogie avec les précédents, quoique l'auteur attribue la mort à une syncope dépendant de l'hypertrophie du cœur.

Je ne nie pas absolument l'influence que cette dernière lésion peut avoir eue ici sur la cessation brusque de la vie ; mais je crois qu'à défaut de cause capable de produire cet effet, on peut d'autant mieux en accuser l'état pathologique du poumon que ces organes *étaient très gonflés d'air*.

Obs. XXI. Un chasseur qui avait presque constamment la courte haleine (car j'aime à me servir de ce mot) disait déjà depuis huit jours qu'il était moins bien portant, mais il ne se plaignait que de l'estomac. Enfin, après avoir assisté à l'office divin et avoir pris vers midi un peu de nourriture, il fut forcé de se coucher, et il mourut après avoir à peine appelé sa femme.

*Examen du cadavre.* Après avoir incisé la peau du cadavre, qui était semblable par la couleur à celle des cachectiques, ainsi que la membrane adipeuse qui est très fine, on ouvrit bientôt le ventre et la poitrine. Dans la première cavité, tout était sain ; mais dans la seconde, les poumons *étaient très gonflés d'air*, adhérents, et presque confondus de toutes parts avec les parties voisines, si ce n'est seulement avec les supérieures ; de sorte qu'il fallut une grande force pour les arracher des côtes, du diaphragme et du médiastin. Dans le péricarde, il n'y avait presque point de liquide, mais le cœur était flasque et très gros.

Rien, dans cette observation, n'autorise à penser que la mort ait été l'effet d'une syncope, dont on ne peut raisonnablement chercher la cause dans le volume et la flaccidité du cœur. Au contraire, en disant que les poumons étaient très gonflés d'air, Morgagni, je suppose, a voulu désigner cet état pathologique connu depuis sous le nom d'emphysème pulmonaire. Or, c'est la seule lésion qu'il ait notée, qui soit capable, conjointement avec l'hypertrophie du cœur ou même isolément, de produire une mort aussi prompte, tandis que cette dernière affection, que je sache, n'amène jamais *seule* un pareil résultat.

Quoi qu'il en soit, dans les cas où l'emphysème spontané des poumons a déterminé subitement la mort, celle-ci me semble avoir été l'effet immédiat de la cessation des phénomènes respiratoires, par suite de la dilatation ou de la rupture des vésicules aériennes, et de l'atrophie ou plutôt de la compression des petits vaisseaux sanguins. Car le tissu pulmonaire est alors pâle, exsangue et raréfié, ce qui prouve que la circulation avait beaucoup de peine à s'y faire; et, du moment qu'elle est interrompue, l'individu doit nécessairement cesser de vivre. Quant aux causes occasionnelles de l'emphysème pulmonaire, elles n'ont pas encore été jusqu'à ce jour parfaitement analysées. Sans entrer dans plus de détails à cet égard, je dirai seulement que tout porte à croire que cette lésion, ordinairement fort lente dans sa marche, peut néanmoins se développer assez rapidement, et qu'elle est due quelquefois à des efforts d'inspiration provoqués par des émotions vives, comme dans le cas rapporté par M. Ollivier (d'Angers); efforts pendant lesquels l'air introduit brusquement et retenu dans le tissu pulmonaire s'échauffe, se dilate, distend outre mesure, ou même déchire les cellules aériennes, et produit en un mot tous les résultats indiqués plus haut.

## § VIIe. *Mort subite par affection nerveuse du poumon.*

La mort subite peut-elle être le résultat d'une simple affection nerveuse du poumon? Pour répondre à cette question, je me vois presque réduit à des assertions sans preuves directes, mais qui sont fondées sur des témoignages assez nombreux et assez authentiques pour en tenir lieu. La plupart des bons observateurs, en effet, s'accordent à dire que, s'il n'existe pas d'affection purement nerveuse des voies respiratoires, qui soit capable de produire la mort subite, celle-ci peut être occasionnée par un trouble fonctionnel et nerveux de ces organes trouvés sains ou presque sains après la mort. C'est ainsi, par exemple, qu'au rapport de M. Blache (*Dict. de Méd.*, 2e édit., article *Coqueluche*), quelques médecins (Lancisi, Brossard) ont vu succomber des enfants dans la violence des quintes de la coqueluche, sans que l'état anatomique des poumons fût assez grave pour expliquer un pareil résultat. Ne sait-on pas d'ailleurs que les phlegmasies les plus légères des bronches et des poumons déterminent quelquefois, et surtout chez les enfants, des dyspnées symptomatiques assez souvent mortelles, et dont les lésions apparentes ne sauraient rendre compte.

Suivant M. Guersent, « la dyspnée rémittente aiguë s'observe très fréquemment, surtout chez les enfants rachitiques dont le thorax est mal conformé : ils succombent même quelquefois rapidement dans un accès de suffocation, sans qu'on puisse, à l'ouverture du cadavre, reconnaître aucune cause apparente de mort. » (*Dict. de Méd.*, 2e édit., t. IV, p. 285.) Il en est encore de même de l'asthme idiopathique, que l'on considère généralement comme pouvant causer la mort des malades d'une manière subite.

Telle est, en particulier, l'opinion de M. Jolly, qui d'ailleurs restreint la funeste influence de cette affection à de justes limites, en disant : « Il est fort rare, surtout dans le cas d'asthme nerveux, que les accès entraînent directement la mort par suffocation. » (*Dict. de Méd. et de Chir. prat.*, t. III, p. 607.) L'observation de ce genre la plus remarquable que je connaisse est celle que rapporte M. Andral (*Cliniq. méd.*, tom. III, pag. 255), et dont je crois devoir donner un extrait.

Obs. XXII. Il s'agit d'un homme âgé de 40 ans, qui portait depuis long-temps un ulcère d'une vaste étendue à la jambe gauche. De plus, cet homme avait depuis cinq à six mois environ une toux légère, humide, que n'accompagnaient d'ailleurs ni dyspnée, ni douleurs thoraciques. Tout à coup il fut pris d'une extrême difficulté de respirer ; on s'aperçut en même temps que la surface de l'ulcère fournissait beaucoup moins de pus qu'auparavant. Le malade, assis sur le séant, dans un état d'anxiété inexprimable, nous conjurait, d'une voix haletante, dit M. Andral, de le débarrasser d'un poids énorme qui pesait sur sa poitrine et qui l'étouffait. Les inspirations étaient courtes, très rapprochées, comme convulsives par intervalles; son pouls, médiocrement fréquent, fuyait sous le doigt. Nous cherchâmes vainement, soit dans le cœur, soit dans les poumons, la cause d'aussi formidables accidents; nous n'en découvrîmes aucune. L'idée vint alors que cette cause pourrait bien avoir son siège dans un œdème de la glotte. En conséquence la trachéotomie fut pratiquée, mais sans succès, puisque le malade succomba vingt-quatre heures après le début de la dyspnée.

*Ouverture du cadavre.* Le parenchyme pulmonaire était sain et crépitant, excepté en arrière et à gauche, dans un espace équivalent à peu près à la dixième partie du lobe inférieur, où le tissu du poumon était hépatisé. La muqueuse n'était rouge que par plaques peu étendues. Le cœur et les gros vaisseaux étaient sains. Rien de remarquable dans les organes du crâne et de l'abdomen.

Voilà, certes, un exemple de mort sinon subite, mais du moins assez prompte et tout à fait imprévue, qu'on ne saurait expliquer au moyen des lésions trouvées sur le cadavre, quoique les symptômes observés pendant la vie du côté de la respiration aient été fort graves. Quelle a donc été la cause d'une pareille dyspnée, si ce n'est une de ces affections nerveuses que l'on ne connaît guère encore, il faut l'avouer, que par leurs funestes effets. Au reste, on trouve dans les auteurs une foule de cas analogues, mais dans lesquels la dyspnée semblait dépendre de lésions très différentes, soit des centres nerveux, soit des nerfs qui se rendent aux poumons. M. Ferrus en a réuni plusieurs dans son article *asthme nerveux* du *Dictionnaire de médecine* (2e édit., t. IV, p. 267-68). Dans ces cas, il serait difficile de ne pas admettre que les troubles symptomatiques, mais véritablement nerveux, de la respiration, ne sont pas la cause qui fit périr ainsi plus ou moins promptement les individus qui en furent atteints.

Reste à savoir maintenant comment la mort peut être produite en pareil cas, et par le seul fait de la dyspnée. Evidemment elle ne saurait dépendre d'une congestion pulmonaire qui disparaîtrait ensuite, comme l'ont avancé quelques auteurs pour les cas où la maladie était seulement intermittente ou rémittente. Tout porte à penser, au contraire, qu'elle est due au rétrécissement spasmodique de la glotte et des tuyaux bronchiques, de telle sorte que l'air et le sang ne pouvant pénétrer librement dans le tissu pulmonaire, la respiration est bientôt interrompue, et la mort s'ensuit immédiatement.

On voit d'après ce qui précède combien sont nombreuses les lésions spontanées du poumon capables de produire subitement la mort. Leur fréquence est telle que je n'hésite pas un instant à croire qu'elles tuent la plupart des individus que l'on dit encore généralement avoir été frappés d'apoplexie cérébrale, sans qu'on en ait recherché la preuve sur le cadavre. En effet, quelque violente que soit cette dernière affection, il est aujourd'hui bien certain qu'elle fait rarement périr tout à coup, à moins qu'elle n'ait son siège dans le mésocéphale ou le bulbe rachidien. D'un autre côté, les observations consignées dans ce mémoire prouvent manifestement que la mort subite est très souvent le résultat d'une lésion spontanée du poumon. Ce fait est non seulement facile à concevoir, mais en y réfléchissant on eût pu même l'établir *à priori,* car il est évident que la vie est liée bien plus immédiatement au phénomène de la respiration qu'à l'exercice régulier des fonctions cérébrales.

---

www.ingramcontent.com/pod-product-compliance
Lightning Source LLC
LaVergne TN
LVHW050453160826
845677LV00003B/758

* 9 7 8 2 3 2 9 6 7 2 2 3 6 *